Medicina Ayurvédica para a Mulher

Dados Internacionais de Catalogação na Publicação (CIP)
(Câmara Brasileira do Livro, SP, Brasil)

Atreya
    Medicina ayurvédica para a mulher : ginecologia natural / Atreya ; tradução Eidi Baltrusis C. Gomes. — São Paulo : Pensamento, 2010.

Título original: Ayurvedic healing for women.
Bibliografia.
ISBN 978-85-315-1631-3

1. Medicina ayurveda 2. Mulheres — Doenças — Tratamento alternativo 3. Mulheres — Saúde e higiene — Tratamento alternativo I. Título.

10-01254   CDD-615.53082

Índices para catálogo sistemático:
1. Mulheres : Doenças : Medicina ayurveda 615.53082

Atreya

Medicina Ayurvédica para a Mulher

Ginecologia Natural

Tradução:
EIDI BALTRUSIS C. GOMES

Editora
Pensamento
SÃO PAULO

Título do original: *Ayurvedic Healing for Women*.

Copyright © 1999, 2007 Atreya.

1ª edição 2010. /3ª reimpressão 2021.

Todos os direitos reservados. Nenhuma parte desta obra pode ser reproduzida ou usada de qualquer forma ou por qualquer meio, eletrônico ou mecânico, inclusive fotocópias, gravações ou sistema de armazenamento em banco de dados, sem permissão por escrito, exceto nos casos de trechos curtos citados em resenhas críticas ou artigos de revistas.

A Editora Pensamento não se responsabiliza por eventuais mudanças ocorridas nos endereços convencionais ou eletrônicos citados neste livro.

NOTA DE ISENÇÃO DE RESPONSABILIDADE
O autor, os colaboradores e os editores não podem assumir qualquer responsabilidade pela saúde e bem-estar de qualquer pessoa que use este livro. Ele não visa tratar, diagnosticar ou receitar. As informações contidas no livro não devem ser, em hipótese alguma, consideradas como substituto para a orientação interior da própria paciente*, ou para uma consulta a um profissional da área da saúde devidamente licenciado. Desejamos a todas o melhor em saúde e bem-estar.

*Nota: Embora *Medicina Ayurvédica para a Mulher* seja dirigido a um público feminino, sua leitura poderá ser útil também para homens que desejarem conhecer o sistema ayurvédico de saúde na área da ginecologia.

Direitos de tradução para a língua portuguesa adquiridos com exclusividade pela EDITORA PENSAMENTO-CULTRIX LTDA.; que se reserva a propriedade literária desta tradução.
Rua Dr. Mário Vicente, 368 — 04270-000 — São Paulo, SP
Fone: 2066-9000
E-mail: atendimento@editorapensamento.com.br
http://www.editorapensamento.com.br

*Dedicado à minha mãe,
Musette Elizabeth,*

*que tem constantemente apoiado os meus estudos,
para o meu próprio desenvolvimento e o de todos os seres vivos.*

*E para a Mãe eterna e não manifestada, que me guia
em cada um dos meus pensamentos e ações.*

Sumário

Prefácio da dra. Elisabeth Hesse 11
Introdução 13

PARTE UM – O Ayurveda e Você
1. A Perspectiva Ayurvédica 27
2. A Mulher como um Ser Individual 30
3. A Anatomia Feminina Segundo o Ayurveda 48
4. Desequilíbrios e o Processo das Doenças 65
5. Uma Análise Moderna do Sistema Hormonal 74
6. Como as Substâncias Atuam no Corpo 90

PARTE DOIS – Tratamentos Ayurvédicos
7. O Método Ayurvédico 115
8. Depressão 127
9. Dificuldades Pré-Menstruais e Menstruais 146
10. Climatério (Pré-Menopausa) 173
11. Menopausa e Pós-Menopausa 194
12. Cistos, Miomas Uterinos e Tumores 207
13. Outros Problemas 228
14. A Nutrição como Força de Cura 243

Apêndice 1. Pare de Tomar Remédios 265
Apêndice 2. Gravidez e Parto Segundo o Ayurveda 270
Apêndice 3. Afrodisíacos e Fertilidade 274
Apêndice 4. Glossário de Plantas Medicinais 278

Glossário 283
Bibliografia 291

Lista de Figuras
1. O processo de pensar, como ele é comumente percebido 131
2. O processo de pensar, como ele é visto pelo Ayurveda 131
3. Depressão, de acordo com a perspectiva ayurvédica 131

Lista de Tabelas
1. As Principais Qualidades dos Três Humores 33
2. Os Sete Dhatus, Subníveis e Materiais Residuais 55
3. Resumo das Funções e Relações das Glândulas Endócrinas ... 84
4. Amostra de uma Fórmula de um Pó Medicinal 123
5. Fórmulas para o Tratamento da Depressão 142
6. Fórmula para o Estudo de Caso 1 144
7. Fórmulas para Tratamento de Dores de Cabeça 150
8. Fórmula para o Estudo de Caso 2 152
9. Fórmula para o Estudo de Caso 3 153
10. Fórmulas para o Tratamento de Cólicas e Dor 154
11. Fórmula para o Estudo de Caso 4 155
12. Fórmula para o Estudo de Caso 5 156
13. Fórmulas para Tipos de TPM 158
14. Fórmulas para Tratamento da Amenorreia 164
15. Fórmulas para Tratamento da Dismenorreia 165
16. Fórmula para o Estudo de Caso 6 167
17. Fórmulas para o Tratamento da Menorragia 168
18. Fórmulas para Tratamento da Leucorreia 171
19. Fórmulas para Tratamento de Sintomas no Climatério 186
20. Fórmula para o Estudo de Caso 7 189
21. Fórmula para o Estudo de Caso 8 191
22. Primeira fórmula para o Estudo de Caso 9 203
23. Segunda fórmula para o Estudo de Caso 9 204

24. Fórmula para o Estudo de Caso 10 205
25. Fórmulas para Tratamento de Cistos Uterinos 215
26. Fórmulas para Tratamento de Cistos de Mama e Linfáticos 217
27. Fórmula para o Estudo de Caso 11 220
28. Fórmulas para Tratamento dos Miomas Uterinos 223
29. Primeira Fórmula para o Estudo de Caso 12..................... 226
30. Segunda Fórmula para o Estudo de Caso 12..................... 226
31. Fórmula para Tratamento da Cistite 231
32. Fórmulas para Equilibrar o Metabolismo da Água 231
33. Fórmulas para Tratamento da Vulvodinia......................... 234
34. Fórmulas para Tratamento da PID e da Endometriose....... 236
35. Primeira Fórmula para o Estudo de Caso 13..................... 238
36. Segunda Fórmula para o Estudo de Caso 13..................... 239
37. Efeito dos Seis Sabores nos Doshas 253
38. Os Seis Sabores na Forma Pura e Complexa.................... 254
39. Esquemas de Alimentação para Diminuir os Três Doshas ... 258
40. Fórmulas para a Desintoxicação do Fígado 263

Prefácio

Gostei muito de ler este livro, uma vez que ele corresponde à minha experiência com meus pacientes. Ele apresenta uma profunda compreensão da saúde, no sentido de que a raiz da doença está na mente. Os sintomas se originam da maneira como vivemos, nos alimentamos, pensamos e nos comportamos.

Medicina Ayurvédica para a Mulher é adequado para principiantes, como uma introdução ao pensamento e ao tratamento ayurvédico. Revela-se também útil como um guia para estudantes mais avançados, interessados nos problemas de saúde específicos que afetam a mulher de hoje. Existe no livro uma atitude subjacente benéfica e otimista, que confia na força de cura da natureza e oferece uma perspectiva baseada na esperança, representando um encorajamento, no que se refere à maioria dos problemas femininos.

O autor não esconde o fato de que existe um desafio para cada mulher quanto à decisão de querer ou não assumir responsabilidade por seu próprio bem-estar. E isso nos motiva, enquanto mulheres, a abandonar o hábito interior de sermos vítimas e negligenciarmos os nossos próprios recursos. Esse desafio nos ajuda a encarar a vida de maneira consciente e alegre — ayurvedicamente. Ele significa, ainda, enfrentar a vida como um indivíduo.

Nos catorze anos em que tenho trabalhado com e para mulheres, descobri que uma melhora real ou a cura só começam a ocorrer quando um contato é estabelecido com elas num nível bastante pessoal e individual — quer ele seja físico, bioquímico, emocional ou mental. Os meios não são tão importantes quanto a compreensão do milagre de cada ser divino. Com empatia, alegria e respeito cada pessoa em particular vivencia um fluxo de energia que cura — a força vital.

As mulheres de hoje não estão acostumadas a compreender a si mesmas como um milagre e, por isso, tendem a se tratar (ou deixar que outros as tratem) de uma maneira marcadamente mecânica, em que está ausente um conhecimento mais profundo da vida.

Observar a maravilha que é a vida e confiar no poder de cura em cada mulher — foi isso que aprendi com as minhas pacientes e é isso que eu gostaria de transmitir a outras mulheres, idosas ou jovens. Penso que o presente livro é um guia propício para essa visão. Desejo-lhe uma boa jornada por todo o mundo.

Dra. Elisabeth Hesse
Basileia, Suíça

Introdução

> Ser Absoluto, a Única Rainha, Deusa Transcendental que domina os três estados sendo, por isso, chamada de Tripura. Embora ela não esteja dividida, mas permaneça inteira, o universo se manifesta Nela em toda a sua variedade.
>
> — Tripura Rahasya

Durante a minha infância, observei o comportamento de minha mãe oscilar entre o de um ser humano amoroso e o de uma pessoa irracional. Isso continuou pela maior parte de sua vida adulta, até que, com cinquenta e poucos anos, ela foi submetida a uma histerectomia; desse dia em diante, ela parou de apresentar mudanças drásticas em suas emoções e na química do seu corpo. Ela sentiu que um grande peso havia sido removido. O que era aquela sobrecarga e como ela fora criada?

De acordo com o Ayurveda, qualquer perturbação, emocional ou física, durante seu ciclo mensal indica um desequilíbrio metabólico; não resulta de uma doença. Essa interpretação não é reconhecida no mundo ocidental pela medicina alopática moderna ou pela sociedade. Na verdade, o tratamento indicado para a minha mãe a desequilibrava ainda mais e a fazia sofrer acentuadas mudanças emocionais. A medicação também criou uma dependência. Os valores e condicionamentos sociais moldaram a mente dela. Essas mesmas influências reforçavam os julgamentos negativos de seus filhos e do marido. Em resumo, o que começara como uma natureza sensível e um desequilíbrio na composição química do seu corpo se transformou numa doença aos olhos de seus médicos, de sua família e da sociedade.

A comunidade médica lhe prescreveu uma medicação hormonal, a qual aparentemente a ajudou sob certos aspectos durante um período. Entretanto, esses mesmos hormônios, com o tempo, agravaram ainda mais o desequilíbrio, fazendo com que o problema se tornasse crônico. Os hormônios também criaram uma dependência metabólica. Depois de vários meses, o corpo não conseguia funcionar sem os comprimidos. Ela continuava sendo perturbada por oscilações emocionais drásticas, ganho de peso e outros problemas associados com o uso prolongado de hormônios sintéticos.

A triste realidade é que a medicina moderna não compreende inteiramente e não sabe como deve tratar o sistema hormonal de mulheres e homens. A comunidade científica voltada para a pesquisa reconhece isso e o declara abertamente. Mais da metade das mulheres que iniciam o tratamento de reposição hormonal (TRH) para antes que este complete três meses devido a efeitos colaterais indesejáveis. Contudo, médicos e os meios de comunicação continuam tentando convencer as mulheres de que esses compostos químicos representam uma medida preventiva, evitando doenças cardiovasculares e osteoporose, além de melhorar sua qualidade de vida. Entretanto, estudos resultantes de pesquisas não dão apoio a essa abordagem, assim como a experiência real de muitas mulheres. Sua justificação para essas afirmações tem por base médias estatísticas, que mudam radicalmente, dependendo da pessoa que faz o estudo e de outros fatores variáveis. Infelizmente, a abordagem acima oferece suporte a toda uma indústria.

Este livro não é "anti" qualquer coisa e nem eu, pessoalmente, me oponho a qualquer coisa. Já usei produtos farmacêuticos no passado e poderei optar por fazê-lo novamente no futuro. Contudo, é uma necessidade crucial na sociedade moderna que observemos as motivações de empresas e de pessoas ligadas à indústria médica e da saúde. Trata-se, em última análise, de nossa saúde. Embora seu médico possa, de boa-fé, suprir-lhe informações e um produto que ele ou ela acredita ser terapêutico e seguro, esse pode não ser o caso. Ainda que grandes indústrias farmacêuticas possam ter sua saúde em mente, elas com toda certeza têm seus acionistas em mente. É insensato aceitar cegamente uma versão unilateral de qualquer medicamento ou sistema de saúde. O objetivo deste livro é abordar outras opções e fontes de informação. Ele visa aumentar o conhecimento de quem o ler. O conhecimento traz poder — poder pessoal.

O sistema médico mais antigo, continuamente praticado no mundo, é o Ayurveda. Durante os milhares de anos de sua existência, o Ayurveda sempre teve um ramo especial de medicina voltado apenas para as mulheres. Este livro empenha-se em tornar acessíveis alguns dos conhecimentos desse sistema e em oferecer alternativas naturais para as mulheres. Foi somente bem tarde em minha vida, depois de muito estudo e anos tratando mulheres, que compreendi o que acontecera à minha mãe. Tenho esperança de que essas informações possam poupar outras mulheres das dificuldades que afetaram a minha mãe. Os problemas dela poderiam ter sido corrigidos permanentemente com o tratamento ayurvédico por seis a doze meses.

É devido à minha própria vida — às dificuldade familiares que se originaram com o tratamento médico que a minha mãe recebeu (as mulheres não dispunham de opções ou escolhas no início dos anos 60) — que escrevi este livro. Sinto-me um pouco constrangido ao escrever isso porque, na melhor das hipóteses o meu conhecimento só pode ser de segunda mão. Sou um homem. Contudo, 85% das minhas clientes são mulheres; e, no correr de muitos anos de casamento e sendo pai de uma criança, além do meu trabalho profissional, consegui compreender algumas das dificuldades femininas. Porém, só depois de começar a usar o sistema ayurvédico foi que passei a ter regularmente bons resultados. Tenho clara consciência das limitações de um homem ao escrever sobre a saúde feminina. *Espero que este livro inspire mulheres médicas a estudarem o Ayurveda mais profundamente, de modo a poder ajudar mulheres em todos os aspectos da vida.* Entretanto, o foco principal deste livro é o da autoajuda para mulheres leigas.

Nem todas as informações contidas neste livro estão tradicionalmente relacionadas com o Ayurveda. Num período de mais de doze anos em que pratiquei a medicina natural, reuni e integrei um número considerável de informações obtidas em outras fontes ao modelo ayurvédico. Esse conceito não é desconhecido ao Ayurveda. Seu próprio nome — Ayur Veda — justifica a abordagem escolhida.

Ayur, uma palavra do idioma sânscrito, é sinônimo de vida. É ainda sinônimo de força de vida ou *prana*. A qualidade primária do prana é ele estar sempre em movimento. A vida em si mesma apresenta uma qualidade básica — nunca é estática. Nesse estado de imobilidade, é chamada morte. Portanto, a palavra *ayur* implica um sistema vivo, em constante mudança, que compreende toda a vida e não um sistema que reduz a vida a uma categoria ou conceito fixo. Ayur significa uma abordagem inclusiva da vida, que honra e respeita o dom mais fundamental de se estar vivo — a mudança. Contudo, ele pode abranger a mudança e o novo sem esforço, sem nada perder. Na verdade, essa mudança é um processo de enriquecimento para o sistema como um todo.

Veda, em sânscrito, é sinônimo de conhecimento, no sentido de uma progressão lógica e não de uma revelação ao acaso de informações. Veda é com frequência traduzida como "ciência" devido a essa implicação de desenvolvimento lógico, progressivo. Conhecimento, nesse sentido, pressupõe compreensão. A verdadeira compreensão não pode ser obtida intelectualmente ou somente por meio do estudo. Veda implica o tipo de conhecimento que chega a uma pessoa quando ela entra existencialmente na própria vida. A compreensão só pode se originar da experiência pessoal real. Veda é essa forma lógica de conhecimento, conseguido ao se viver e explorar a vida — *ayur* — em suas profundezas.

Assim, podemos ver que Ayurveda é um sistema vivo e progressivo e não um método antigo ou morto. O simples fato de que ele permaneceu em uso por mais de cinco mil anos atesta isso.

Algumas vezes você poderá ouvir coisas negativas a respeito do Ayurveda, como, por exemplo, a ideia de que as mulheres eram isoladas durante a menstruação porque estavam "poluídas". Esses são mal-entendidos que nasceram da ascensão geral da dominação masculina no mundo e têm pouca relação com o sistema ayurvédico. Os antigos Rishis, que desenvolveram o Ayurveda, cultivavam a natureza como sendo feminina. Apoiavam com ênfase a vida (que é feminina) e, por isso, não poderiam ter degradado a mulher ou seu corpo sem degradar a própria vida. Na época Védica, as mulheres permaneciam algum tempo sozinhas durante a menstruação, não devido a "toxinas", mas porque compreendia-se que a atenção e a energia delas precisavam de um breve período para se interiorizar. Isso é perfeitamente visível na natureza, em que, durante o inverno, a energia da Terra se volta para dentro. Como consequência desse tempo de interiorização da energia, a primavera se manifesta. As mulheres vivenciam esse ciclo todos os meses, o que reflete o ciclo natural mais amplo.

A compreensão desse fenômeno deu às mulheres tempo para cultivar seu potencial criativo, o qual muitas vezes se manifestou como a suprema realização humana, a Autorrealização. Os Rishis e suas esposas viviam juntos em harmonia e paz. Ayurveda significa viver em harmonia com sua própria natureza e com a vida. Às mulheres, hoje, não é permitido tirarem alguns dias para focalizar seu potencial criativo no plano subjetivo, dirigindo-o para a fonte que o alimenta. Esta é a causa de muitos problemas sociais e frustrações pessoais — sem mencionar dificuldades nos relacionamentos.

Este livro preocupa-se basicamente com tratamentos imediatamente disponíveis no Ocidente. A maior parte dos remédios usados no Ayurveda (no Ocidente) tem sua origem em plantas. Por isso, uso espécies vegetais europeias e norte-americanas para os tratamentos. Tenho usado, ainda, algumas outras plantas asiáticas, facilmente encontradas nos Estados Unidos. Existem livros, disponíveis no mercado que, aparentemente, fornecem informações semelhantes. Por que, então esta perspectiva ayurvédica é útil? Qual o valor prático do presente trabalho para as mulheres?

O Ayurveda é, de longe, o sistema mais eficaz que já apliquei. Esta, por si só, é uma razão mais que suficiente para estudar mais profundamente esse sistema. Contudo, o real benefício para as mulheres é que o Ayurveda traz uma compreensão bastante singular da anatomia do corpo feminino. Esse conhecimento abrange não somente o corpo físico e energético, mas também as emoções, a mente e o espírito. Essa abordagem poderia ter salvado minha família da desarmonia e eventual desintegração.

O Ayurveda abrange o modelo bioquímico da alopatia (medicina mecânica ocidental), a homeopatia, o naturalismo, terapias vibracionais, trabalho corporal e outros tratamentos sutis. Entretanto, nenhum desses sistemas ou métodos pode abranger o Ayurveda. Ele é vasto demais. Compreende e, quando necessário, usa essas outras abordagens. Porém, elas são limitadas em visão, segundo a compreensão ayurvédica da vida.

Quando procuro um tratamento, em primeiro lugar penso num sistema que me tratará como um ser humano distinto dos outros — um sistema que me respeite como pessoa. O Ayurveda a respeita como pessoa, antes de tudo, e depois, como mulher. Não existe um tratamento único para irregularidades menstruais. O método apropriado depende de quem você é e do contexto de sua vida.

Muitos profissionais com uma visão holística estão usando atualmente essa abordagem antiga do Ayurveda. Contudo, este é ainda mais profundo. Trata-se do único sistema que possui um método lógico altamente desenvolvido para apoiar sua compreensão da natureza individual e suas diferenças, e, portanto, do tratamento específico. Isso é chamado de teoria Tridosha e forma a base do sistema ayurvédico. Uma vez que você tenha usado esse sistema, suas vantagens tornam-se óbvias. Tridosha não apenas lhe permite escolher efetivamente os remédios de ervas que são corretos para você com muito maior precisão, como também estruturar sua dieta num nível mais profundo do que o do modelo nutricional bioquímico.

Por exemplo, uma planta comum que é recomendada para muitas mulheres, a angélica (*Angelica archangelica*), tem uma ação que melhora a circulação sanguínea (entre outras coisas), sendo, por isso, conhecida por promover e regular a menstruação. Entretanto, quando usada de acordo com a farmacologia ayurvédica sua aplicação muda significativamente, de acordo com a pessoa que a está tomando. Essa é a principal razão pela qual diferentes mulheres obtêm diferentes resultados ao usar uma mesma planta. O Ayurveda pode orientar quanto à indicação exata e aos diversos efeitos de um fitoterápico.

O mesmo raciocínio também se aplica a programas alimentares. Por que uma dieta funciona para sua amiga e não para você? Não é necessário um grande poder de observação para perceber que somos todos diferentes tipos de pessoas. Por isso, qualquer sistema médico, nutricional ou alimentar que não leve em consideração características individuais é, por sua própria natureza, limitado. A exceção a essa regra ocorre quando você não deseja ser responsável por sua própria saúde, mas delega essa responsabilidade — e poder — a outra pessoa, ligada à comunidade médica.

A abdicação leviana do seu poder pessoal e dignidade em favor da comunidade médica (que a incentiva a transferir sua responsabilidade) também ocorre em relação ao aspecto comercial da sociedade. As mulheres representam uma enorme força econômica na sociedade. Elas, como grupo, são alvo de constante manipulação com o objetivo de criar novos mercados. Um simples exemplo disso foi o lançamento, nos anos 60, de produtos para odor vaginal — um "problema" anteriormente desconhecido. As mulheres eram bombardeadas com anúncios de publicidade que as levavam a acreditar que "precisavam" desses produtos. Do ponto de vista ayurvédico, esses preparados rompem o equilíbrio natural que existe na vagina, causando, na verdade, desequilíbrios que podem dar origem a fortes odores, infecções vaginais ou infecções urinárias.

Esse é somente um entre numerosos projetos de marketing de massa que reduzem o poder pessoal e a saúde da mulher. A melhor resposta a essa realidade da sociedade moderna é, não as pessoas se tornarem reacionárias e sim inteligentes. Eduque-se quanto às muitas opções que existem na medicina natural e em seus tratamentos. Fique atenta às manipulações de mercado, e escolha produtos porque você gosta deles e não porque as outras mulheres os possuem ou os usam. No cuidado com a saúde essa tendência é assustadora. Seja muito cuidadosa ao optar por uma linha de tratamento e procure se informar com detalhes sobre os efeitos secundários conhecidos. Depois, você deve conjeturar a respeito dos efeitos secundários desconhecidos ou não abordados pela literatura especializada, fundamentando suas reflexões em conversas com outras pessoas. Geralmente, esses efeitos são leves e subjetivos, o que os torna ainda mais perigosos, à medida que sua qualidade de vida declina e sua felicidade desaparece.

Conhecimento é poder. O poder pessoal resulta em responsabilidade por seu próprio corpo. Sem conhecimento, como você chegará a uma decisão inteligente quanto à sua saúde? Por que a histerectomia foi a cirurgia mais frequentemente realizada nos Estados Unidos durante uma década? Pode realmente ocorrer que um terço de todas as mulheres norte-americanas esteja tão doente que precise ter seus órgãos reprodutores removidos? Essa situação não parece ser mais indicativa de que essa operação em particular constituiu o procedimento mais lucrativo para médicos e fornecedores de suprimentos médicos por uma década?

Publicações recentes no *Journal of the American Medical Association* (primavera de 1998) mostraram que mais de 100 mil pessoas morrem nos hospitais todos os anos em decorrência dos efeitos de produtos farmacêuticos *aprovados*. O estudo também destaca que outros dois milhões de pessoas tornam-se seriamente doentes devido a medicamentos aprovados. Essa pesquisa cobriu somente o uso hospitalar de remédios e não aqueles prescritos por médicos em seus consultórios particulares. Por contraste, não houve mortes conhecidas, resultantes do uso *medicinal* de plantas, nos Estados Unidos nos últimos trinta anos, segundo a American Association of Poison Control Centers (AAPCC) e a Food and Drug Administration (FDA).*

Sem conhecimento, você não tem poder. O Ayurveda lhe proporciona conhecimento, responsabilidade, poder pessoal e um método fácil e prático de cuidado pessoal. Este livro representa um esforço para apresentar uma alternativa para sistemas médicos mecânicos e também para acrescentar uma dimensão mais profunda às formas "naturais" de medicina. Ele analisa, ainda, o papel social que condiciona e domina as mulheres e a maneira como elas cuidam do próprio corpo. O Ayurveda, como sistema, age primeiro na correção de desequilíbrios metabólicos básicos, de modo que sintomas possam ser tratados. A medicina "natural" que se concentra somente nos sintomas é, de fato, ainda mecânica em sua abordagem. Este livro se

---

* Herb Research Foundation, "Herb Safety Report", veja Apêndice 5 para maiores informações.

empenha em explicar essa informação e em aumentar seu conhecimento.

A meta fundamental do Ayurveda não é a saúde, mas a paz — em seu sentido mais amplo; paz mental e paz em seu íntimo. Esse é o objetivo de toda a humanidade. A saúde se manifestará quando houver paz na alma e na mente, porém a saúde não trará necessariamente a paz. A doença é vista no Ayurveda como um sinal de discórdia em sua alma e sua mente. Problemas físicos com frequência resultam dessa discórdia. O Ayurveda a ajuda a encontrar a saúde em todos os níveis. Paz é o que Ayurveda pode trazer a mulheres de todas as idades. Se a paz não estiver presente, se a felicidade não estiver presente pode a saúde realmente existir?

O fardo que minha mãe carregou durante grande parte de sua vida adulta era uma doença ou a criação da sociedade e do conhecimento médico da época? Tragicamente, foi uma criação que se apoiava numa completa falta de compreensão por parte da sociedade e da profissão médica da época. Este livro irá apresentar, de uma maneira clara, esse caso e lhe mostrar como evitar que a mesma tragédia ocorra com você e com as pessoas que você ama. Este livro usa o modelo ayurvédico para apresentar um ponto de vista diferente quanto aos cuidados com a saúde da mulher. Em minha experiência profissional essa metodologia não somente é eficaz, mas funciona permanente e perfeitamente, sem efeitos colaterais. Ela se apoia em mais de cinco mil anos de dados e experiência clínica. O Ayurveda é parte da ciência da vida.

Parte Um

O Ayurveda e Você

Capítulo Um

A Perspectiva Ayurvédica

*Que Devi Tripura, conhecendo cada um intimamente,
como centro consciente do coração, salve, sem demora,
Seus inabaláveis devotos das garras da morte,
depois de Se manifestar no coração dos mesmos.*

— Tripura Rahasya

Ao examinarmos os diferentes livros, artigos e estudos sobre a saúde da mulher, nos tornamos agudamente conscientes do grande número de vezes em que a seguinte frase é usada: "As origens exatas dessa doença não são conhecidas." Essa sentença, ou outras semelhantes a ela, constituem razão suficiente para investigar a perspectiva ayurvédica.

O Ayurveda usa uma abordagem muito mais profunda para compreender as funções do corpo de uma mulher do que a visão material e psicológica, popular atualmente. Tanto a ciência física da medicina quanto a ciência mental da psiquiatria estão prontas a admitir que ainda precisamos aprender muito em relação ao ser humano. Isso talvez ocorra porque a metodologia utilizada para compreender os seres humanos baseia-se em premissas questionáveis.

O sistema ayurvédico não oferece uma cura mágica para todos os problemas da humanidade. Ele, contudo, propõe uma abordagem da natureza que é completamente diferente daquela adotada pelo sistema que a sociedade presentemente endossa. Nesse sentido, o Ayurveda oferece uma visão feminina da vida e de tudo que ela contém. O Ayurveda representa uma abordagem inclusiva, tão incondicional quanto a Mãe Natureza ou o arquétipo da Deusa da Natureza. Ele não condena nada do que ocorre na natureza, pois isso seria condenar a própria natureza.

O Ayurveda é feminino em todos os aspectos e formas de terapia. Ele usa todos os tipos de sistemas médicos conhecidos e todas as substâncias que ocorrem naturalmente para tratar todas as formas conhecidas de doenças. Contudo, sua maneira de acessá-las é sempre moderada e não violenta. Nunca procura ferir ou invadir uma pessoa; ao contrário, seu objetivo é a busca da harmonia e da paz por meio da compreensão dos três grandes princípios da Deusa Natureza — vida, luz e amor. Estes são chamados de Tridosha no sistema ayurvédico e representam os princípios do movimento, da transformação e da coesão no plano em manifestação da existência.

Como um reflexo da Mãe Divina, a medicina ayurvédica cuida e apoia sem julgamento ou opinião, usando a estrita disciplina da mãe amorosa para corrigir maus hábitos e ensinar outros que estejam em harmonia com o plano mais elevado do universo. Entretanto, ele nunca é invasivo ou agressivo. Pode nos atemorizar e revigorar por meio de sua força, pode nos subjugar com sua imensidão e perfeição. Porém, mais que tudo, o Ayurveda nos ensinará como alcançar a paz e como viver em harmonia em nosso íntimo e em nosso relacionamento com outras pessoas. Essa é a perspectiva ayurvédica.

A sabedoria do Ayurveda nos mostra as causas ocultas, os mecanismos sutis do corpo, da mente e da alma. Com essa visão a unidade da vida é revelada e a visão fragmentada de nossa época tecnológica é colocada em seu correto lugar, como servidora e não como senhora da vida. Na medicina ayurvédica, a Mãe Divina se revela para aqueles que dela se aproximam com amor e com o bem-estar dos outros em mente. Em sua própria linguagem, ela revela a origem da doença. O Ayurveda é a sua forma de expressão. Para compreendê-la, precisamos aprender algo da maneira como ela se manifesta.

Capítulo Dois

A Mulher como um Ser Individual

> Então, percebendo que a consciência pura,
> inerente ao Ser, é a mesma Tripura,
> ele se tornou consciente do Ser Único,
> que tudo contém, e foi libertado.
>
> — Tripura Rahasya

O conceito fundamental do Ayurveda é que tudo está inter-relacionado. Nada é separado no universo ou no corpo humano. Outro ponto essencial é que o universo exterior se reflete no universo interno do corpo humano. Se, por um lado, todas as coisas se inter-relacionam, cada item é também único. Cada parte contribui com sua própria qualidade especial para o todo, seja ela uma célula do fígado, um ser humano sobre a Terra ou uma estrela no céu.

Portanto, o conceito de individualidade é básico no sistema ayurvédico. O Ayurveda trabalha somente com seres humanos enquanto indivíduos. Entretanto, essa compreensão da singularidade se encontra dentro do contexto da Mãe Natureza como um todo. No Ayurveda, a palavra *Prakruti* significa "Mãe Natureza" — aquela qualidade feminina que permite a manifestação da forma. Literalmente, essa palavra quer dizer "natureza" e abrange as qualidades únicas de cada coisa.

Para poder usar o sistema ayurvédico, você precisa ter uma compreensão básica de como o Ayurveda determina sua individualidade. Nesse sentido, ele não pretende categorizá-la como pessoa. Ao contrário, o Ayurveda se esforça para compreender como o seu organismo, o seu metabolismo e a sua mente funcionam.

O conhecimento de como seu corpo e mente operam é libertador. Ele nos deixa livres dos estereótipos da sociedade, dos condicionamentos, dos falsos conceitos e julgamentos que possamos ter formado a nosso respeito. O Ayurveda compreende que cada pessoa nasce com uma natureza básica que não muda. Entender sua constituição natal ou genética o liberta de todos os outros conceitos. Esse conhecimento lhe dá poder. Sua natureza ou constituição natal é também chamada *prakruti* em sânscrito. Contudo, esta não significa a Mãe Natureza cósmica (igualmente *Prakruti*), mas a natureza individualizada. A palavra *prakruti*, como será usada no decorrer deste livro, estará se referindo à constituição natal de uma pessoa.

O Ayurveda acredita, também, que existe uma natureza ou situação de mudança no corpo. Esta é chamada *vikruti* em sânscrito, cujo significado é "aquilo que cobre prakruti". Isso designa um estado transitório do corpo e da mente. Por exemplo, se eu tiver um resfriado, haverá um estado de desequilíbrio passageiro. Ele não indica uma mudança em minha constituição natal, que permanece fixa, enquanto as doenças passam por ela. Prakruti não muda durante a vida. Em casos muito raros, doenças crônicas podem modificar a prakruti e se transformar na natureza real da pessoa. Isso é bastante raro, contudo, apresentando-se, normalmente, como um estado terminal.

Uma vez que esses dois diferentes estados do corpo sejam claramente compreendidos, pode-se prosseguir: a nossa constituição não se altera, porém nós estamos sempre mudando. Quando a nossa constituição transitória (vikruti) for a mesma que a nossa constituição natal (prakruti) a saúde estará presente. Quando elas forem diferentes, existirá um desequilíbrio. Esse desequilíbrio poderá desaparecer com o tempo ou poderá se transformar numa "doença".

A teoria ayurvédica está baseada na suposição de que, se você compreender sua constituição natal, tomará medidas para impedir que o desequilíbrio se desenvolva em primeiro lugar. Entretanto, se este ocorrer, o conhecimento de sua constituição poderá determinar os tipos de tratamento terapêutico que você deveria escolher ou receber.

O Ayurveda também reconhece dois tipos diferentes de constituição natal, física e mental. Os textos antigos afirmam que esses são comumente os mesmos. O que muitos profissionais modernos estão descobrindo hoje — especialmente no Ocidente — é que essa regra não é tão fixa como era no passado. Atualmente, encontramos certas pessoas que têm constituições mental e física diferentes. Elas ainda são minoria, porém isso pode confundir uma mulher que está tentando fazer um diagnóstico para si mesma.

Uma das principais dificuldades para pessoas não treinadas é a confusão entre as constituições natal e transitória. Com frequência, clientes minhas pensam que elas próprias são o estado de perturbação — normalmente uma situação crônica — em vez de seu estado natal, o qual esqueceram com o passar do tempo. Tentarei esclarecer as diferenças abaixo, de maneira que você possa identificar seu próprio estado natal com maior facilidade.

O Ayurveda determina a sua individualidade por meio do exame de qual das três forças naturais domina seu organismo. Esses três princípios ou forças foram descobertos pela observação da natureza por centenas de anos. Essas três forças não foram criadas pelo homem, nem representam teorias ou conceitos. Elas controlam o meio ambiente e toda manifestação — quer as compreendamos ou não. São forças primordiais da Mãe Natureza, basicamente feminina em essência e não podem ser diretamente observadas, embora se possa ver suas funções e efeitos sobre o corpo e na natureza.

Essas três forças são movimento, transformação e coesão. Seus nomes em sânscrito são *vata* (aquilo que se move), *pitta* (aquilo que transforma) e *kapha* (aquilo que liga). Diz-se que, para compreender esses três "humores" ou forças, precisamos estudá-los durante oito anos, uma vez que constituem metáforas para os movimentos da Mãe Natureza no mundo manifestado. Esses três princípios se combinam para criar dez diferentes tipos de pessoas. Sete tipos são tradicionalmente reconhecidos. Para o nosso objetivo, contudo, dez tipos proporcionam maior clareza. As principais qualidades dos três humores são citadas na Tabela abaixo.

Tabela 1. As Principais Qualidades dos Três Humores

HUMOR	QUALIDADE	CARACTERÍSTICA
Vata:	frio, seco, leve, irregular, rápido	(como o vento)
Pitta:	quente, oleoso, leve, penetrante, inconstante	(como o fogo)
Kapha:	frio, oleoso, pesado, regular, lento	(como a água)

Os humores se combinam como se segue, para formar dez tipos:

vata	pitta/vata
pitta	pitta/kapha
kapha	kapha/vata
vata/pitta	kapha/pitta
vata/kapha	vata/pitta/kapha

Há mais informações sobre esse tópico no meu livro *Practical Ayurveda*.* O Ayurveda é um assunto vasto e qualquer leitura que você fizer sobre ele será valiosa. Um livro muito bom, e que cobre esse tema, é *Prakruti: Your Ayurvedic Constitution*, escrito pelo dr. Robert Svoboda.** As descrições físicas básicas das dez diferentes combinações são:

1. Vata: As mulheres vata são magras e podem ser altas ou baixas. Elas não engordam e apresentam pouco ou nenhum tecido adiposo. Seus braços e pernas são bastante finos. O cabelo é seco, assim como a pele. A tez pode ser morena; essas mulheres se bronzeiam facilmente, embora percam a cor rapidamente. Os olhos tendem a ser castanhos ou escuros. Sua circulação sanguínea e sistema imunológico tendem a ser fracos ou variáveis. A menstruação é geralmente irregular, com fluxo pequeno, acompanhada de dores agudas ou cólicas.

---

* Atreya, *Practical Ayurveda: Secrets of Physical, Sexual & Spiritual Health* (York Beach, ME: Samuel Weiser, 1998).
** Dr. Robert Svoboda, *Prakruti: Your Ayurvedic Constitution* (Albuquerque, NM: Geocom, 1989).

2. Pitta: As mulheres pitta têm peso e estatura média. Normalmente, não engordam muito até a idade de 36 a 39 anos e, mesmo assim, talvez engordem apenas alguns quilos. Apresentam uma boa quantidade de tecido adiposo, suficiente para lhes dar forma, porém não em excesso. O cabelo é ligeiramente oleoso, podendo se tornar grisalho quando elas ainda são jovens. A pele também é um pouco oleosa e sujeita a infecções ou espinhas até mais tarde quando essas mulheres já são adultas. Sua tez pode ser clara ou avermelhada, mas qualquer que seja o caso, sofre queimaduras do sol facilmente. O cabelo tende a apresentar uma cor clara e tendência para a caspa. Os olhos são geralmente claros: azuis, verdes ou acinzentados. A circulação é boa e o sistema imunológico também é normalmente bom. O fluxo menstrual é geralmente profuso, com sangue vermelho escuro; algumas vezes a menstruação é acompanhada de dor. Essas mulheres podem ter uma propensão para infecções vaginais ou urinárias.

3. Kapha: Mulheres kapha são maiores do que as dos dois outros tipos. Poderão ser mais altas ou mais baixas, porém terão ossos e corpo mais densos. Fisicamente, são as mais fortes. Elas poderão ser normais em tamanho ou ter excesso de peso. Entretanto, sempre tendem a engordar facilmente e, por isso, têm que estar atentas, o tempo todo, a seus hábitos alimentares. Comumente têm braços e pernas mais grossos do que os outros tipos. Sua pele e cabelo têm a melhor qualidade entre todos os tipos, sendo ambos ligeiramente oleosos, mas com um bom brilho. A tez é clara ou até pálida, mas essas mulheres conseguem um bronzeado bonito e uniforme, mantendo-o por longo tempo. Podem ter olhos de qualquer cor, embora estes sejam normalmente castanhos. Em geral esse tipo tem má circulação, mas seu sistema imunológico é o mais forte de todos. A menstruação é muito regular, com fluxo médio e pouca ou nenhuma dor. Se esta estiver presente, será leve e contínua. O tipo kapha tende ao acúmulo, o qual pode resultar em miomas uterinos e tumores.

4. Vata/Pitta: Essas mulheres são comumente menos magras que as do tipo vata puro, mas podem ter um corpo do tipo vata. A pele fornece uma indicação clara quando pitta está presente — é oleosa e com frequência sujeita a espinhas ou infecções. O cabelo pode ser fino e seco (vata) ou oleoso e com caspa (pitta), ou então uma mistura de ambos. Essas indicações o ajudarão a perceber se há uma combinação de vata e pitta. Os tipos vata têm uma circulação sanguínea irregular; os tipos pitta têm uma circulação boa. O tipo vata/pitta tende a flutuar entre os dois. A menstruação é irregular, algumas vezes com dor e fluxos irregulares — alternando-se entre intensos e leves.

5. Vata/Kapha: Essas mulheres têm um corpo vata ou um corpo do tipo kapha, porém mais magro. Tendem a ser mais baixas do que altas. Normalmente, se vata predomina, seu corpo será mais do tipo vata. A pele é uma boa indicação: é oleosa ou seca? Um corpo mais magro, com pele oleosa e sem inflamações é uma indicação de vata/kapha. Tipos V/K geralmente têm má circulação e suas mãos e pés são frios. A menstruação é mais regular, com menos dor; fluxo mínimo ou leve.

6. Pitta/Vata: Essas mulheres têm uma tez mais clara, talvez ainda sejam magras, porém apresentam pele e cabelo mais oleoso que os tipos V/P. Têm maior tendência a apresentar uma pele avermelhada e espinhas. Queimam-se mais facilmente quando tomam sol. A menstruação tende a ser mais pesada, com menos irregularidades; contudo, estão mais sujeitas a infecções e irritações vaginais.

7. Pitta/Kapha: Essas mulheres têm o corpo forte e bons músculos. Tendem a ser mais desenvolvidas, mas não necessariamente mais pesadas que os outros tipos pitta. Essa é uma constituição muito boa para jogos desportivos e esportes (embora o exercício seja recomendável para todos os tipos). Poderão ter problemas com cabelo ou pele oleosa e, ocasionalmente, inflamações. A circulação é boa. A menstruação é mais intensa do que leve, mas se apresenta regular, com pouca ou nenhuma dor. Algumas vezes infecções podem ocorrer, como infecções por fungos, acompanhadas de secreção de muco.

8. Kapha/Vata: Essas mulheres são maiores do que as dos outros tipos duplos que incluem vata. Sua pele é boa, assim como o cabelo. Podem ser pálidas. Vata tende a se manifestar como irregularidades no corpo ou na mente. Ocasionalmente, esse tipo pode apresentar pele seca. A menstruação é regular, com fluxo leve. Algumas vezes poderá ocorrer dor e também bloqueios ou acúmulos, como miomas uterinos e cistos.

9. Kapha/Pitta: Essas são mulheres mais desenvolvidas que outros tipos duplos em que pitta está presente. Elas são fortes, se saudáveis, e têm grande resistência. Essa combinação lhes proporciona uma circulação melhor que a dos tipos kapha puros. A menstruação é regular, com fluxo sanguíneo mais intenso que o do tipo kapha puro. A dor geralmente está ausente, porém a propensão para infecções, como as fúngicas, e para acúmulos, continua existindo.

10. Vata/Pitta/Kapha: Tradicionalmente, acredita-se que esse tipo seja raro e revele um perfeito equilíbrio dos três humores. Se nos basearmos em textos antigos, entretanto, esse tipo pode não ser a nossa definição moderna de beleza perfeita, por sua tendência a refletir um corpo forte e lustroso, com uma boa quantidade de carne sobre os ossos. Esse tipo é raro; eu encontrei apenas uma ou duas pessoas V/P/K durante muitos anos de prática na Europa. Considera-se que seja o mais forte e tenha a maior resistência entre todos os tipos. A menstruação é equilibrada, com um fluxo leve, que não causa nenhum problema fisicamente.

Cada uma das dez constituições tem qualidades emocionais e físicas diferentes, algumas positivas, outras destrutivas e problemáticas. Abaixo, são enumeradas as qualidades positivas das várias constituições:

1. Vata: Vata é criatividade; é intuição. Vata é abstrato e fluido, mutável e adaptável. Está presente em todos os artistas, em cada expressão artística; ele é inspiração. Proporciona flexibilidade e é sociável, embora não necessariamente de maneira profunda. Viagens e movimento são enriquecedores. É preciso ter diversas atividades, que são exercidas com alegria. Quando estão em equilíbrio, mulheres vata têm ciclos menstruais leves e fáceis, geralmente mais breves em duração — 24 a 27 dias, e a menstruação dura entre 2 e 4 dias. A dor está ausente, assim como oscilações emocionais. Uma certa fadiga poderá se manifestar no primeiro dia da menstruação. A vida é abundante e cheia de alegrias.

2. Pitta: Pitta é a energia de manifestação das coisas. É impetuoso e motivado. A busca é muito importante, assim como o conhecimento e a compreensão da essência das coisas. A mente inquiridora é pitta em sua natureza. Pitta é discriminação mental. Mulheres pitta podem transmitir aquilo que já compreenderam aos outros e prestar assistência ou ajudar pessoas por meio do seu conhecimento. Gostam de criar coisas e dar forma às ideias. São apaixonadas e motivadas. São cheias de vida e apreciam a interação da vida; contudo, precisam permanecer independentes. Necessitam e buscam responsabilidade. Sua mente gosta de ser estimulada por meio do aprendizado e da busca do conhecimento e precisa disso. Pitta é a energia para iniciar coisas. Quando estão bem equilibradas, as mulheres pitta têm ciclos regulares, com fluxo mais intenso do que os outros tipos. Contudo, dor e alterações emocionais não estão presentes. A vida é excitante e apaixonante. Sua menstruação dura em média de 3 a 5 dias.

3. Kapha: Kapha é a energia da coesão. Ele une e fornece a qualidade da lubrificação ou de equilíbrio e estabilidade. Kapha é a base do corpo e da mente para todos os tipos, uma vez que proporciona a necessária estabilidade. Portanto, Kapha é a qualidade da estabilidade, mental e emocionalmente. As mulheres kapha são o arquétipo da Mãe Divina e irradiam amor incondicional. Quando bem equilibrado, kapha é devoção ao divino ou à vida em si mesma. O amor é a qualidade que dá equilíbrio na natureza e kapha é esse amor num sentido impessoal. As pessoas kapha movimentam-se pouco (de um lugar para outro) e preferem permanecer num ambiente conhecido. Isso permite que suas melhores qualidades venham à tona. Elas são as mais confiáveis e as menos orientadas para si mesmas entre os três tipos quando se encontram bem equilibradas. Gostam de estar na companhia de outras pessoas e precisam disso, mas preferem ter poucos relacionamentos, que sejam profundos, a ter muitos relacionamentos superficiais. A família é muito importante e desejam criar uma família quando seguras. Estão menos interessadas em ocupações intelectuais que os outros tipos, preferindo relacionar-se emocionalmente com seres vivos — plantas, animais ou pessoas. Quando bem equilibradas têm menstruações bastante regulares e leves, sem dor ou oscilações emocionais. A vida é cheia de amor e abundância. Seu período menstrual é o mais longo: 3-7 dias.

4. Vata/Pitta: Esta combinação geralmente faz com que a mulher seja criativa e capaz de manifestar sua criatividade de maneira concreta. Isso pode ocorrer nas artes, nos negócios ou em qualquer posição social e profissional. Esta é uma boa combinação para professoras. Normalmente, elas são engraçadas, cheias de energia e gostam de mudanças. Seus ciclos menstruais tendem a ser regulares, com um fluxo normal.

5. Vata/Kapha: Esta combinação em geral produz uma mulher criativa, de uma maneira mais estável ou concreta. É mais provável que essa inclinação se manifeste em relação a pessoas ou animais do que no plano das formas materiais abstratas. Um grande poder de intuição é encontrado aí. A atração pela natureza e por todas as criaturas viventes está presente. O ciclo mensal para uma mulher V/K é regular, com pouca perda de sangue.

6. Pitta/Vata: Esta combinação normalmente faz com que uma mulher seja mais apaixonada em relação à vida e aos seus interesses. Ela tenderá a se transformar numa força motivadora — demonstrando grande energia — para aqueles que a cercam. Essa também é uma boa combinação para o magistério ou para trabalho assistencial em qualquer plano de atuação: emocional, intelectual ou físico. Seu ciclo é regular, com um bom fluxo sanguíneo.

7. Pitta/Kapha: Esta combinação em geral torna a mulher motivada quanto à vida. Ela interage com a vida e a vive. Quer um lar e uma família; contudo, desenvolve diferentes interesses ou carreiras. Tem uma grande capacidade para o trabalho. Seu ciclo mensal deverá ser regular, com um fluxo equilibrado.

8. Kapha/Vata: Esta é uma combinação de tipos que cria uma mulher cheia de vivacidade, radiante de alegria. Falante, amigável e sociável, essa mulher tem disposição e resistência para se relacionar direta, profunda e claramente com muitas pessoas. Ela demonstra interesse e intuição em seus contatos com outras pessoas e talvez goste de organizar grupos ou eventos. A capacidade de lidar com pessoas está presente neste tipo. Seus ciclos são regulares e leves.

9. Kapha/Pitta: Esta combinação comumente torna uma mulher eficiente e forte. Ela tem capacidade para fazer qualquer coisa que deseje na vida. Entretanto, sua tendência é ser mais humanitária do que materialista num estado de equilíbrio. Ela é uma força poderosa e benéfica na sociedade. Seus ciclos menstruais são regulares, com fluxo moderado.

10. Vata/Pitta/Kapha: Esta combinação pode fazer com que uma mulher se torne o arquétipo de uma deusa. Geralmente, ela irradia amor para as pessoas, porém é firme e possui grande força de vontade e uma intuição brilhante. Ela é regular em seu ciclo mensal e tem um fluxo menstrual moderado.

A seguir, descrevemos as qualidades destrutivas ou problemáticas das diferentes constituições:

1. Vata: Quando em desequilíbrio, vata provoca depressão, tensão, medo, ansiedade e preocupação. Irregularidades se manifestam em todo o corpo e na mente. Todas as doenças nervosas são devidas a vata. A menstruação se torna irregular, com dores agudas e cólicas antes e durante os primeiros dias. A dor pode ser debilitante. A depressão é comum antes da menstruação. Uma tensão extrema ou depressão podem interrompê-la. Secura vaginal é causada por um desequilíbrio de vata. Fadiga, com frequência, ocorre antes e depois do início da menstruação.

2. Pitta: Quando este humor se encontra em desequilíbrio provoca frustração, irritação, raiva, necessidade de manipular outras pessoas e ciúme. O calor de pitta causa todas as formas de infecção e inflamação no corpo e na mente. Se esse desequilíbrio não for tratado, ele poderá queimar o espírito. A menstruação vem com muita intensidade, ocorrendo grande perda de sangue, que finalmente levará à anemia, à fadiga e à falta de energia. A dor poderá estar presente antes da menstruação, embora não seja aguda, como em vata. Uma mulher talvez se sinta frustrada e irritada com os que a cercam, antes de a menstruação começar. Depois do seu início, sentirá um grande alívio, mas também cansaço.

3. Kapha: Quando em desequilíbrio kapha cria enormes necessidades emocionais e sentimentos de falta de amor e segurança.

Os tipos kapha interiorizam suas emoções e são levados à autodestruição pelo acúmulo de emoções. Esse processo pode tomar a forma de gordura, tumores, miomas uterinos, cistos etc. Em geral, essas mulheres tentam evitar expressar seus sentimentos, o que leva a hábitos físicos destrutivos. Seu ciclo menstrual pode ser perturbado por fortes emoções, embora, com frequência, continuará sendo regular. Esses tipos estão propensos a sofrer mais emocionalmente, com grandes acessos de culpa, convicção de desvalia e derrota, acompanhados por um sentimento básico de que ninguém os ama. Há uma tendência para acumular água no período anterior ao início da menstruação. Essas mulheres poderão ficar com os seios sensíveis devido à retenção de líquido. Estão predispostas à estagnação e à inércia na mente e no corpo. Com isso, perdem sua vitalidade.

4. Vata/Pitta: Quando desequilibrado este tipo se torna errático em seu comportamento emocional, inclinando-se a fortes explosões de sentimento, de uma natureza apaixonada. As mulheres V/P têm uma menstruação irregular e sofrem inflamações e infecções. Revelam uma predisposição para dor nos seios ou mamilos, embora isso não ocorra regularmente. Secura vaginal é comum, especialmente nas mais idosas. A dor pode estar presente, mudando de aguda para generalizada, tanto antes quanto durante a menstruação.

5. Vata/Kapha: Quando há falta de equilíbrio, esse tipo pode se tornar bastante depressivo, com tendência à autodestruição, interiorizando a depressão com um sentimento de desmerecimento ou culpa. Essas mulheres podem ter explosões emocionais, mas, no geral, estão propensas a se sentir mal sem que haja uma causa externa real. Se ficarem sozinhas, podem se tornar vítimas do desânimo ou de algo ainda pior. Contudo, quando na companhia de outras pessoas, experimentam um sentimento de inadequação. Seu ciclo é irregular e uma depressão profunda e prolongada pode interromper a menstruação. É possível que tenham excesso de muco ou de eliminação, dependendo do seu estado emocional, que oscila. A dor migra e é profunda, mas não muito forte.

6. Pitta/Vata: Se este tipo estiver desequilibrado, poderá sentir raiva, mostrar-se irritável, estando sujeito a violentas explosões. Ele tende a culpar outras pessoas por tudo e fazer tempestades num copo d'água. Essas mulheres estão propensas a ter infecções e inflamações na vagina e na bexiga. As infecções podem se mover pelo corpo e ser difíceis de curar. Elas têm emoções irregulares, assim como um fluxo menstrual irregular, embora o número de dias entre os períodos menstruais possa ser constante. A dor, se ela ocorrer, é mais generalizada, aumentando imediatamente antes e depois do início da menstruação. Depressão poderá acompanhar os acessos de raiva ou frustração.

7. Pitta/Kapha: Quando em desequilíbrio, essas mulheres podem se tornar irritáveis e frustradas. Elas têm a tendência de interiorizar a maior parte das emoções que sentem, embora seja provável que ocorra uma explosão ocasional se alguém ou alguma coisa as provocar. Estão sujeitas a infecções fúngicas ou a expelir matérias inflamadas e infectadas. Seus ciclos são regulares quanto ao número de dias, mas normalmente há muita emotividade e perturbação. Podem ter fluxos sanguíneos intensos.

8. Kapha/Vata: Se houver algum desequilíbrio, essas mulheres negam a si próprias, com sentimentos de desmerecimento, acompanhados por depressão. Manifestações violentas de sentimento raramente ocorrem, uma vez que tudo é interiorizado; entretanto, um sentimento generalizado de estarem sendo negligenciadas e de falta de amor poderá desencadear fortes emoções. Elas poderão ficar com os seios sensíveis antes da menstruação. Secreções excessivas são comuns. Seus ciclos tendem a ser regulares, mas com fluxo irregular. Uma dor constante, não muito forte e que migra, manifestando-se em vários lugares, também é uma ocorrência comum antes ou depois do início da menstruação.

9. Kapha/Pitta: Quando em desequilíbrio, este tipo pode bloquear a raiva, que algumas vezes é projetada nas pessoas que o cercam. Geralmente, há um comportamento de autodestruição, que é mantido oculto no íntimo da pessoa, assim como uma frustração acumulada em relação à vida e/ou ao amor. Retenção de água é comum antes da menstruação. Problemas de acumulação e inflamação podem ocorrer com frequência na vagina. Seu ciclo é normalmente regular em dias, mas não em emoções ou em fluxo, que tende a ser pesado.

10. Vata/Pitta/Kapha: Se estiverem em desequilíbrio essas mulheres podem expressar problemas de qualquer um dos três humores. Como vata é o humor mais instável, ele geralmente é o que causa irregularidades temporais ou de emoção. Ele pode interromper a menstruação ou causar qualquer forma de secura e depressão emocional. Pitta resultará em inflamação e fluxo excessivo, acompanhados por cólera ou frustração. Kapha dará origem à retenção e ao acúmulo de líquidos ou muco por meio de emoções destrutivas ou bloqueadas.

Observe que, num estado de equilíbrio, qualquer um dos tipos constitucionais apresenta uma menstruação suave e regular. Algumas vezes poderá haver fadiga no primeiro ou nos dois primeiros dias. Entretanto, quando os estados de desequilíbrio são observados, percebe-se que todos eles podem passar por algum problema.

Deve-se compreender que, de acordo com o Ayurveda, vata é a causa da maioria das doenças no corpo devido à sua natureza instável. Contudo, esse fato é ainda mais verdadeiro quando se trata de problemas hormonais e de reprodução. *Um distúrbio de vata está presente em todas as formas de distúrbios menstruais, pré-menstruais, na pré-menopausa e na pós-menopausa.* Isso ocorrerá mesmo se você não tiver vata em sua constituição. Por essa razão o tratamento de vata faz parte de todos os tipos de terapias corretivas.

Com muita frequência, problemas menstruais se devem somente a um fator transitório (vikruti), por exemplo, tensão ou choque. Isso desequilibra o humor vata e causa transtornos, como será explicado no próximo capítulo. *O ponto principal aqui é que você pode estar tendo sintomas relacionados a um humor que não é dominante em sua constituição natal.* A única maneira segura de saber se você está apresentando um desequilíbrio em sua constituição natal (prakruti) ou em sua constituição passageira (vikruti) é consultar um profissional. Isso é especialmente importante se você pertencer a um tipo duplo porque, nesse caso, é mais difícil determinar qual é a sua natureza natal.

Há um artifício muito útil para ajudá-la a reconhecer sua constituição natal. Olhe sua língua no espelho. Uma língua muito larga, ampla, é kapha em natureza e uma língua muito estreita é vata. Uma língua pitta não ultrapassa a margem externa dos dentes — ela está entre as duas anteriores em largura. As constituições mistas se situam entre os tipos puros; por exemplo, uma língua pitta/kapha será mais larga que uma língua pitta e mais estreita que uma língua kapha. Essa é uma maneira simples, porém eficaz de reconhecer sua constituição natal.

Capítulo Três

A Anatomia Feminina Segundo o Ayurveda

Mesmo o mais aperfeiçoado dos homens cai no hábito de buscar prazer numa mulher, pois todos eles a consideram como o melhor campo de caça do prazer.

— Tripura Rahasya

A perspectiva ayurvédica do corpo humano é bastante singular. A visão que o Ayurveda nos oferece é útil não apenas para o diagnóstico e o tratamento, mas também para a compreensão das raízes das doenças.

No Ayurveda há uma percepção da anatomia feminina que é especialmente útil na compreensão de muitos problemas comuns relacionados com a menstruação. Muitos desses transtornos, difíceis de compreender, tornam-se claros quando considerados do ponto de vista ayurvédico. Este capítulo tenta fornecer uma nova compreensão do corpo feminino.

É interessante observar que a medicina ayurvédica não tinha nenhum conflito moral quanto a dissecar o corpo humano antes da ascensão do budismo por volta de 400 a.C. Na verdade, a universidade de medicina ayurvédica foi a primeira do mundo e estudiosos de todas as civilizações se dirigiam a ela para aprender. Uma de suas especialidades era a cirurgia. Os médicos antigos com frequência tinham que tratar pessoas feridas nas guerras ou em acidentes. Por isso, o Ayurveda está bastante familiarizado com os elementos físicos do corpo humano. Além da anatomia física normal, entretanto, que o Ayurveda aceita e usa, ele reconhece que o corpo humano compreende componentes mais sutis. Entre estes, estão:

três doshas (humores);
quinze subdoshas (cinco sub-humores para cada humor primário);
sete dhatus (sete níveis teciduais no corpo);
dezesseis srotas (dezesseis canais que levam, através deles, tanto matéria sutil quanto matéria bruta no corpo;
sete kalas (sete membranas que separam os tecidos dos canais).

Os três doshas principais e suas várias combinações natais já foram discutidos no capítulo anterior. Contudo, ainda temos que examinar suas funções físicas efetivas no corpo. Abaixo, incluo uma breve descrição de cada humor principal, além de uma descrição dos cinco subdoshas que realmente implementam as ações gerais do humor básico. Cada um dos subdoshas controla uma função ou sistema do corpo. É útil que uma mulher os conheça porque certos sinais podem indicar qual dos doshas está em desequilíbrio, com mais precisão do que outros métodos o fazem.

Vata (Vayu ou Ar) — Em geral, vata controla todos os movimentos do corpo e da mente. Ele é o princípio do movimento na natureza e no corpo. Portanto, relaciona-se diretamente com o sistema nervoso, o qual controla todos os movimentos. Vata está relacionado com o sistema circulatório e o aparelho respiratório, com o movimento muscular, a função motora, os cinco sentidos, a evacuação, a lactação, a menstruação, a função sexual e a transpiração. Encontra-se ainda ligado diretamente com os ossos e a estrutura óssea. Cria secura no corpo quando é muito abundante e lentidão quando há uma deficiência. Controla as funções hormonais sexuais, reprodutoras e do crescimento. Os outros dois humores (doshas) ficam inertes sem vata. As cinco subdivisões controlam os vários aspectos dessa descrição geral.

> **Prana Vayu:** controla a inspiração do ar, os outros quatro vayus, os cinco sentidos, o pensamento, a saúde, a função hormonal e um crescimento saudável. *Indicações de desequilíbrio:* altos e baixos emocionais, distúrbio hormonal, baixa vitalidade, perda dos sentidos, ansiedade e preocupação, insônia, emaciação, desmaios, doenças em geral.
> **Apana Vayu:** controla a eliminação, a função sexual, a menstruação, a função hormonal, os movimentos descendentes do corpo e as doenças em geral. *Indicações de desequilíbrio*: cólicas, dor, constipação, amenorreia, dismenorreia, problemas menstruais, TPM, desequilíbrio hormonal, secura, problemas urinários. Geralmente, todas as doenças estão envolvidas num certo grau.
> **Samana Vayu:** controla o movimento do aparelho digestivo, o plexo solar, e equilibra os dois outros vayus principais, prana e apana. *Indicações de desequilíbrio:* indigestão, diarreia, má absorção de nutrientes, secura.

Udana Vayu: controla a expiração, a fala, os movimentos ascendentes do corpo, o crescimento na criança e a inspiração na vida. *Indicações de desequilíbrio*: problemas de tireoide, de fala e da garganta, falta de força de vontade, fadiga geral, falta de entusiasmo na vida, desinteresse pela vida.

Vyana Vayu: permeia o corpo todo como o sistema nervoso; além disso, também controla a função cardíaca e a circulação do sangue. *Indicações de desequilíbrio*: problemas de lactação, artrite, nervosismo, má circulação, reflexos motores deficientes, problemas nas articulações, doenças ósseas, doenças nervosas.

Pitta (Fogo) — Em geral, pitta é responsável por todos os processos químicos e metabólicos do corpo. Ele é o princípio da transformação tanto num nível mental quanto físico. Por isso, pitta nos ajuda a digerir pensamentos, sentimentos e alimentos — ou os transforma. Pitta controla todo o calor e as desordens térmicas do corpo. Domina a função hormonal metabólica. Ele se relaciona com os órgãos ígneos do corpo e com o sangue. É carregado pelo sangue em estados de desequilíbrio. Todas as inflamações se devem a um excesso de pitta. A menstruação, em geral, é pitta em sua natureza, de modo que qualquer desequilíbrio na menstruação tem alguma ligação com esse humor. Sua deficiência faz com que o metabolismo como um todo fique mais lento; normalmente, essa deficiência é acompanhada por um kapha elevado. Excesso de pitta causa todos os tipos de desordens de combustão e que estejam relacionadas com calor, as quais normalmente queimam kapha e secam vata. As cinco subdivisões controlam os vários aspectos dessa descrição geral.

Alochaka Pitta: controla a capacidade de ver e a digestão daquilo que vemos e percebemos. *Indicações de desequilíbrio*: problemas nos olhos e dificuldade para processar o que vemos, instabilidade mental, falta de discriminação, desordens hormonais.

Sadaka Pitta: controla as funções do coração, da circulação e os hormônios metabólicos, assim como a digestão de pensamentos e emoções. *Indicações de desequilíbrio*: insuficiência cardíaca, repressão das emoções e dos sentimentos, raiva excessiva ou sentimentos não processados, desordens hormonais.

Pachaka Pitta: controla a digestão estomacal. *Indicações de desequilíbrio*: úlceras, azia, forte desejo de comer certos alimentos, indigestão, diarreia, leucorreia, candidíase.

Ranjaka Pitta: controla o fígado e a vesícula biliar, a digestão e o sangue. *Indicações de desequilíbrio*: raiva, irritabilidade, hostilidade, excesso de bile, doenças hepáticas, problemas de pele, sangue tóxico, anemia, problemas menstruais (especialmente fluxo excessivo ou diminuído, ou menorragia), endometriose, cistite e prolapso de disco intervertebral.

Bhrajaka Pitta: controla o metabolismo da pele. *Indicações de desequilíbrio:* todos os problemas de pele, acne, inflamações da epiderme, vulvodinia.

Kapha (Água) — Em geral, kapha é responsável pela estabilidade do corpo e da mente. Kapha é o princípio da coesão física e mental. Ele existe no corpo principalmente como plasma, músculos e tecido adiposo. Fornece a lubrificação e a base para o corpo e controla a flexibilidade e a nutrição. A umidade e a retenção de líquidos são mantidas por este dosha e todos os fluidos vaginais são controlados por ele. Quando kapha é muito elevado, ele restringe vata e domina pitta. Provoca congestão em todos os níveis do corpo. A falta de kapha, assim como um vata elevado, resulta em secura e pensamentos e ações infundadas. As cinco subdivisões controlam os vários aspectos dessa descrição geral.

Tarpaka Kapha: controla os fluidos da cabeça, os seios da face e os líquidos cerebrais. *Indicações de desequilíbrio*: sinusite, dores de cabeça, perda de olfato, resfriados.

Bodhaka Kapha: controla o paladar e os desejos ligados ao paladar, a digestão e a saliva. *Indicações de desequilíbrio*: comer em excesso, desejo de comer alimentos com paladares específicos, perda do paladar, congestão nas áreas da garganta e da boca.

Avalambaka Kapha: controla a lubrificação e os líquidos na região do coração, dos pulmões e parte superior das costas. *Indicações de desequilíbrio*: congestão nos pulmões ou coração, enrijecimento das costas e parte superior da espinha, letargia, energia diminuída, estagnação emocional, tumores ou cistos de mama.

Kledaka Kapha: controla a lubrificação do processo digestivo, mantém um equilíbrio com a bile de pitta, proporciona lubrificação interna. *Indicações de desequilíbrio*: estômago intumescido, digestão lenta ou congestionada, excesso de muco, tumores ou cistos uterinos, leucorreia.

Slesaka Kapha: controla a lubrificação das articulações no corpo e auxilia todos os movimentos. *Indicações de desequilíbrio*: articulações frouxas, inchadas, enrijecidas, dor com o movimento.

A parte seguinte da anatomia sutil consiste dos diferentes níveis do corpo. Esses níveis são chamados de *dhatus* ou níveis de tecido. É mais simples percebê-los como camadas do corpo, cada camada alimentando a seguinte. Em cada nível, os alimentos e bebidas consumidos pelo corpo se tornam mais refinados e nutrem, por sua vez, o nível subsequente. Eles também passam a ser mais atômicos ou potentes. A potência suprema no corpo humano é a capacidade de criar vida. Portanto, os fluidos reprodutores (ovo e esperma) são considerados como sendo o produto mais elevado e refinado do corpo. Estes constituem seu sétimo nível.

O último nível ou dhatu também produz uma substância conhecida no Ayurveda como *ojas*. Ojas é a energia primordial do corpo e volta através do ciclo dos sete tecidos para nutrir todos os seus níveis. Muitos médicos ayurvédicos modernos, que são treinados tanto na medicina alopática (medicina moderna) quanto no Ayurveda, afirmam que ojas representa a nossa base imunológica. Em outras palavras, quando ojas está diminuído, o nosso sistema imunológico também declina. O Ayurveda possui todo um método de tratamento para fortalecer ojas e, consequentemente a nossa vitalidade. O conceito de ojas também está diretamente relacionado com a fertilidade. Segundo o Ayurveda, um sétimo nível forte e saudável e ojas abundante devem existir para que a concepção ocorra e uma criança forte e saudável seja produzida.

Cada um dos dhatus ou nível tem, igualmente, um ou mais subníveis. Os sete níveis principais e seus subníveis são mostrados na Tabela 2, a seguir:

Tabela 2. Os Sete Dhatus, Subníveis e Materiais Residuais

Dhatu	Subnível	Materiais Residuais
plasma e fluidos linfáticos	glândulas e fluidos mamários, e fluxo menstrual	muco (o dosha kapha em geral)
células vermelhas do sangue (geralmente mencionadas como sangue)	vasos sanguíneos, tendões musculares	bile digestiva (o dosha pitta em geral)
músculos	pele, ligamentos	qualquer acumulação nas cavidades do corpo, isto é, umbigo, cera nos ouvidos
gordura e tecidos conectivos	tecido adiposo sob a pele	suor
ossos	dentes	unhas, pelos no corpo
medula e nervos	líquido da esclerótica nos olhos, cabelo	lágrimas
fluidos da reprodução	ojas (energia primária)	esmegma (secreção que se acumula sob o prepúcio do pênis no homem e também pode se acumular entre os grandes e os pequenos lábios na mulher)

Cada nível não somente alimenta o nível seguinte e seus subníveis, como também possui um produto residual ou excreção específica. Os níveis secundários e os produtos residuais são importantes porque podem nos dar uma indicação sobre a nossa saúde. Eles se manifestam como cabelo, unhas e odor corporal. Um nível saudável produz uma "excreção" saudável. Por exemplo, se você secretar excesso de muco, isso indicará desequilíbrios no nível do plasma no corpo.

A parte seguinte da anatomia consiste de canais ou sistemas. Alguns desses sistemas estão relacionados com a visão ocidental da anatomia, outros não. Existem catorze sistemas para os homens e dezesseis para as mulheres. Esses *srotas* ou canais alimentam os sete dhatus ou tecidos do corpo. Eles também nutrem os órgãos e ajudam a eliminar os materiais residuais do corpo. Contêm o dhatus que alimentam.

Alguns desses srotas são completamente físicos, outros são muito sutis. Alguns existem como uma fina teia que permeia todo o corpo físico e o corpo sutil; outros levam sangue e nutrientes. Esses canais são indicativos de boa saúde. Quando o fluxo através deles é interrompido, ocorre a doença. Eles são perturbados pelos três humores e pelo acúmulo de toxinas. Observe que a mente (especialmente o movimento do pensamento) tem seu próprio canal. O Ayurveda está profundamente consciente de que a mente exerce um grande efeito nos outros sistemas do corpo e nunca excluiu esse importante aspecto do ser humano. Os srotas são partilhados por homens e mulheres como se segue:

Movimento

Canal do Prana (Vayu): Prana normalmente é traduzido como "energia vital". Não há um termo realmente equivalente em inglês ou português. Na Ásia, é chamado *chi* ou *qi*. Ele é transportado pela respiração e se relaciona com os sistemas respiratório, circulatório e digestivo. Outro nome para prana é vayu ou vata. Nesse sentido, está ligado com o aspecto equilibrado ou positivo do vata. Não possui uma localização física. Corresponde ao sistema de *nadis* no yoga.

Físico

Canal dos Alimentos: conduz os alimentos e corresponde principalmente ao trato gastrointestinal.
Canal da Água: mais do que um canal, este é, na verdade, o metabolismo da água como um todo. Também governa a absorção da água pelo organismo.

Dhatus

Canal do Plasma: uma enorme rede de canais que alimenta o dhatu do plasma (tecido).
Canal do Sangue: uma ampla rede que alimenta o dhatu do sangue.
Canal dos Músculos: uma grande rede que alimenta o dhatu dos músculos.
Canal de Gordura (Tecido Adiposo): uma ampla rede que alimenta o dhatu da gordura.
Canal dos Ossos: sustenta e abastece a estrutura esquelética e alimenta o dhatu ósseo.
Canal da Medula Óssea e dos Nervos: relaciona-se com o líquido cerebroespinhal que sustenta o sistema nervoso e alimenta o dhatu medular e nervoso.
Canal da Reprodução: relaciona-se com os aspectos reprodutor e hormonal do útero, sendo também responsável pelas secreções

durante o ato sexual. Tem ligação com o prazer que decorre da atividade sexual; alimenta o dhatu reprodutor.

Excreções ou Malas

Canal da Transpiração: remove toxina através da pele.
Canal das Fezes: remove alimentos não aproveitados ou não digeridos.
Canal da Urina: remove matéria líquida indesejada, que os rins e o fígado filtraram.

Sutil

Canal Mental: está relacionado com o aspecto físico da mente e não com os aspectos mais elevados. Tem correspondência com perturbações mentais que resultam de tensão, choque físico ou trauma. Ele diz respeito, basicamente, ao movimento do pensamento e ao sistema nervoso. Doenças nervosas podem ter sua origem aqui, uma vez que os canais da medula e dos nervos estão intimamente relacionados com esse canal. Ele não possui uma localização física.

As mulheres têm mais dois srotas, descritos abaixo, além dos catorze compartilhados com os homens:

Canal da Menstruação: transporta os fluidos menstruais e algumas outras secreções vaginais.
Canal da Lactação: depende do sistema precedente e governa a produção e o fluxo do leite materno. Tem ainda uma função separada em relação aos seios durante a excitação sexual.

Por último, temos as sete kalas ou membranas que separam os sete dhatus (níveis teciduais) dos srotas (canais) que os sustentam e os alimentam. Elas existem no interior dos srotas e também protegem o nível de tecido correspondente contra a contaminação ou a poluição. As kalas atuam como barreiras e definem as localizações e as funções dos tecidos e dos canais. Essas membranas têm um importante papel na assimilação e difusão de nutrientes através do corpo todo.

Uma das kalas mais importantes para o nosso objetivo é a que "contém" os ossos (*purisha dhara kala*). O sistema ósseo e esquelético é o principal lugar de vata, depois do cólon. A saúde dos ossos está diretamente relacionada com a qualidade ou o equilíbrio de vata no corpo. Essa membrana é, na verdade, o revestimento do cólon, a principal localização de vata.

Quando vata sofre algum distúrbio, ele se acumula e provoca gases e toxinas no cólon. Entretanto, num estado saudável, equilibrado e sem acúmulos, ele produz prana. Este prana é a nossa energia vital — nossa vitalidade básica. A kala a que nos referimos é responsável pela absorção apropriada de prana a partir dos nossos alimentos. *Essa forma de prana nutre os nossos ossos e impede que eles se tornem quebradiços e percam massa.* Quando ele não está funcionando corretamente nossa vitalidade fica mais baixa, assim como a saúde total da nossa estrutura óssea. Explicarei isso com mais detalhes no capítulo 11.

As informações acima se tornarão mais úteis ao começarmos a compreender como tratar o corpo de acordo com o Ayurveda. Em resumo, o aspecto mais fundamental da anatomia é o tridosha ou teoria dos três humores. Esses humores atuam por meio de cinco sub-humores. Os humores movem-se por intermédio de sete níveis teciduais, nutrindo-os ou se acumulando; sua permanência neles se manifesta como doença. Os níveis de tecido são os locais das doenças. A saúde normal do corpo é mantida pelos sete níveis teciduais, sendo estes supridos pelos canais. Esses canais são em número maior do que os tecidos e também dão apoio aos órgãos e a outras funções mecânicas do corpo. As kalas ou membranas agem como protetores dos tecidos e também são *diretamente responsáveis pela absorção e pela difusão de nutrientes*. A saúde é o resultado do funcionamento harmônico e conjunto desses sistemas. Doença é o distúrbio desses sistemas devido a um processo que é descrito no próximo capítulo.

É importante compreender que você não pode encarar o Ayurveda como um livro de receitas para manter a saúde e obter a cura. Infelizmente, existem livros (e também profissionais) que descrevem o sintoma de uma doença e recomendam uma fórmula fitoterápica para corrigi-lo. *Isso não é Ayurveda!* É uma abordagem mecânica que simplesmente usa plantas ou outras terapias ayurvédicas para tratar sintomas. O Ayurveda não é um sistema médico baseado em sintomas.

O Ayurveda trata a causa fundamental da doença por meio da compreensão da anatomia como detalhada acima. Não existe um livro de receitas que possa ser usado com o Ayurveda. Você é uma quantidade fixa? Quer receber o mesmo tratamento que todas as outras mulheres? Você já não tentou essa abordagem e percebeu suas limitações?

A seção dedicada a tratamentos neste livro deverá, portanto, ser usada apenas como um guia. Esses deverão ser ajustados para se adequar à sua constituição e necessidades individuais. As fórmulas são um reflexo de como eu uso o sistema ayurvédico. As fórmulas correspondentes aos relatos de casos mostrarão que adaptei fórmulas básicas a pessoas em particular. Com frequência, essas fórmulas são completamente diferentes das "básicas" apresentadas para uma doença ou desequilíbrio. Isso não representa uma contradição. Ao contrário, indica a necessidade de adaptar o tratamento à pessoa a quem ele se destina. Não se deixe convencer pela abordagem mecânica, do tipo "livro de receitas", do Ayurveda e dos tratamentos.

Creio que alguns pontos básicos precisam ser discutidos quanto à compreensão ayurvédica da anatomia. O primeiro e mais importante é que quase todos os desequilíbrios ou desordens hormonais resultam de uma deficiência no sétimo nível tecidual ou *shukra*. Por isso, uma mulher deve considerar os tecidos mais sutis do corpo durante o tratamento. Como shukra é uma função dos outros seis tecidos, ele é indicativo de deficiências teciduais crônicas. Shukra também pode ser afetado pela mente, da mesma maneira que seu subproduto, ojas. Perturbações mentais podem "queimar" ou exaurir o último nível de tecidos e ojas. A ligação com o sistema endócrino é extremamente íntima. Se shukra estiver deficiente, o sistema hormonal se tornará desequilibrado.

Portanto, a abordagem terapêutica fundamental é fortalecer e nutrir o corpo. Plantas que ajudam os hormônios poderão ser usadas como apoio à necessidade básica de fortalecer o corpo todo e o nível tecidual essencial ou shukra. Em geral, quando esse sétimo nível é afetado, o nível tecidual das mulheres, chamado de artava dhatu, é afetado. Muitas vezes, shukra é mencionado como sendo o fluido seminal no homem e artava como o óvulo e os fluidos vaginais na mulher. Meus mestres fazem a seguinte distinção: shukra é o tecido e os fluidos reprodutores em ambos os sexos; artava dhatu está subordinado ao shukra dhatu, mas ocupa uma posição à parte e não constitui um "subdhatu". Ele é o nível tecidual que está relacionado com a vagina e o útero, seus tecidos e excreções e não com a reprodução. Assim, o artava está envolvido em quase todos os problemas ginecológicos. Shukra está envolvido com problemas hormonais e de fertilidade. Nesse aspecto, shukra continua sendo o nível tecidual mais sutil e artava relaciona-se e é alimentado pelo sistema menstrual ou srota. Embora esses sejam aspectos técnicos, não obstante eles despertam interesse.

Também é importante reconhecer que qualquer transtorno menstrual envolve o nível tecidual do plasma porque a menstruação é um subtecido do dhatu do plasma, assim como a lactação. Qualquer problema ligado ao fluido menstrual ou à amamentação indica uma deficiência no nível tecidual do plasma. A correção do desequilíbrio em sua raiz é mais eficaz que o tratamento dos sintomas. Por essa razão o dhatu do plasma deverá ser considerado sempre que ocorrer uma dificuldade menstrual.

Outro ponto fundamental é vata ser o dosha ou humor primordial. Vata recebe essa distinção porque os outros dois doshas não podem se mover ou funcionar sem vata. Outro nome de vata é *vayu* ou "vento". *Vayu* é sinônimo de prana, a energia vital. Além disso, o *apana vayu* está sempre envolvido no processo de uma doença — mais especialmente em todas as doenças de reprodução e ginecológicas. Por isso, um dos tratamentos mais eficazes para mulheres é trabalhar diretamente sobre o vayu ou prana srota. O prana srota (sistema) é chamado de sistema de *nadis* no hatha yoga e corresponde de perto ao sistema de meridianos na medicina chinesa.

Ao se agir diretamente sobre os canais prânicos do corpo, vata pode ser movido e estimulado. Esse é um dos melhores métodos de tratamento para se obter alívio imediato para dor ou desconforto. Ele é conhecido como cura prânica e tem existido no Ayurveda e no yoga por muitos milhares de anos. Expliquei como usar esse método por si mesmo e juntamente com o Ayurveda em dois livros anteriores.* Sistemas que atuam diretamente sobre vata são Reiki, "cura pelas mãos", "energia universal", e outros. A cura prânica, no contexto dos sistemas de yoga e ayurvédico, apresenta vantagens em relação aos outros sistemas os quais, em seu sentido mais fundamental, são idênticos.

A principal vantagem da cura prânica é o fato de ela pertencer à ciência do yoga como um todo, da qual o Ayurveda é uma parte. Aqui o uso da palavra "yoga" se refere à tradição védica de unir o ser humano com a mente universal. O hatha yoga que, na realidade, diz respeito ao Ayurveda como um segmento dos estilos de vida ayurvédicos, não é o yoga ao qual me refiro. A aplicação da cura prânica, de acordo com um sistema de medicina verdadeiro — um sistema que compreende de perto a ciência do prana e nunca a rejeitou — tem muitas vantagens para aqueles que desejam obter resultados precisos. Para os que querem usar um sistema geral de apoio, o Reiki e outros sistemas normalmente dão bons resultados, dependendo da competência de quem os pratica.

A principal maneira pela qual o Ayurveda utiliza as correntes prânicas é por meio dos pontos *marma*. A terapia do marma é um sub-ramo da massagem ayurvédica, sendo usada para curar doenças. Dessa maneira, uma mulher pode corrigir desequilíbrios de dosha nos três humores diretamente, ao equilibrar vata por meio de correntes prânicas. *Marma* significa "oculto" ou "secreto" e fornece uma abertura para diferentes canais. Pela estimulação de um marma muitos problemas ginecológicos podem ser aliviados. Isso é muito semelhante

---

* Atreya, *Practical Ayurveda: Secrets of Physical, Sexual & Spiritual Health* (York Beach, ME: Samuel Weiser, 1998) e *Prana: The Secret of Yogic Healing* (York Beach, ME: Samuel Weiser, 1996).

ao sistema chinês de acupressura. Contudo, mais uma vez, há aqui uma maravilhosa adequação a um sistema médico completo — o Ayurveda. Expliquei com detalhes como trabalhar com os marmas e com os sistemas e órgãos que eles equilibram em *The Secrets of Ayurvedic Massage*.*

Trabalhar com a anatomia sutil é uma maneira muito eficaz de equilibrar o corpo e, com frequência, isso proporciona o alívio mais imediato ao desconforto. Não faz parte do objetivo desta obra a indicação de todas as possibilidades nas quais as correntes prânicas podem ser usadas. Entretanto, há livros sobre cura prânica e terapia do marma que fornecem informações para as pessoas interessadas nessa maneira eficaz de harmonizar o dosha vata diretamente.

Por favor, considere todos os fatores em sua vida antes de se decidir por uma ação terapêutica. Há algum tempo, folheei um livro recente que se propunha a ensinar o Ayurveda e fiquei horrorizado ao descobrir que, depois de uma longa explicação sobre o caráter singular de todas as pessoas, seguia-se um "livro de receitas" que recomendava a todos aqueles seres humanos "únicos" o mesmo tratamento! Isso não é Ayurveda. Compreenda os sinais do seu corpo; observe as matérias residuais. Perceba quais são os sistemas envolvidos. Aprenda sobre o seu corpo e estude as informações que lhe estão sendo dadas. *Todos os dados estão ali*! Você deve simplesmente aprender a compreendê-los. O Ayurveda lhe proporciona esse conhecimento.

---

* Atreya, *The Secrets of Ayurvedic Massage* (Twin Lakes, WI: Lotus Press, 1999. [*Os Segredos da Massagem Ayurvédica*, publicado pela Editora Pensamento, São Paulo, 2003.]

Capítulo Quatro

Desequilíbrios e o Processo das Doenças

Aquilo que se conhece como mente é sempre, em última análise, como um macaco que não para quieto. Todos sabem que uma mente inquieta é o canal para intermináveis problemas; por outro lado, somos felizes durante o sono, na ausência de tal inquietude.

— Tripura Rahasya

Os clássicos do Ayurveda afirmam que todas as doenças começam com os três humores. Seu processo se inicia com o distúrbio de um dos três humores, que pode ou não levar ao agravamento dos outros dois. Essa perturbação ou agravamento interrompe a função metabólica do corpo. Os humores podem ser afetados devido a desordens físicas ou mentais. Das duas, a mental tem maior potencial de energia, de acordo com o Ayurveda.

A perspectiva humoral também foi usada na Europa até a Revolução Industrial há 200 anos. A nossa própria medicina ocidental se desenvolveu a partir da teoria dos humores. Ela foi a explicação médica dominante durante milhares de anos, tendo começado na Índia com o Ayurveda e depois se disseminado pela Prússia, Grécia, Itália e demais países da Europa. Embora esse ponto de vista tenha sido negligenciado nos últimos 200 anos, ele está se tornando mais uma vez conhecido, sendo adotado nos círculos naturopáticos ocidentais porque oferece uma visão e um tratamento mais abrangentes de uma pessoa em particular. O Ayurveda, por outro lado, jamais rejeitou a teoria dos humores, e a medicina que vem praticando há mais de 5.000 anos baseia-se nessa teoria. O Ayurveda também reconhece a validade do modelo bioquímico sendo, consequentemente, o sistema mais abrangente à nossa disposição.

Os textos ayurvédicos antigos afirmam que, dos três humores, o *dosha vata* causa a maioria das doenças — cerca de 70% do total. O *dosha pitta* causa aproximadamente 20% e o *dosha kapha* é responsável por mais ou menos 10% das doenças. Por essa razão, a maior parte dos tratamentos preventivos no Ayurveda é orientada no sentido de equilibrar o dosha vata.

O Ayurveda explica que um ou dois dos humores será naturalmente dominante na constituição natal e que um (ou um dos dois) humor(es) dominante(s) tenderá a aumentar, sendo esse um comportamento espontâneo. O Ayurveda tenta impedir que esse aumento ocorra. A prevenção desse aumento é chamada de "medicina preventiva" no Ayurveda. Quando um ou dois dos humores aumenta, a ocorrência é conhecida como "desequilíbrio" ou início do processo de uma doença.

Os humores se acumulam por uma ampla variedade de razões — qualquer coisa desde tensão no ambiente de trabalho, um tipo incorreto de prática de meditação, até hábitos alimentares inadequados. O principal objetivo do Ayurveda é impedi-los de se tornarem desequilibrados (isto é, seu acúmulo). É por isso que há uma tal ênfase nas terapias ligadas a estilo de vida e alimentação. É o que fazemos todos os dias que cria a saúde ou a doença pelo equilíbrio ou desequilíbrio dos humores.

Segundo, se um humor crescer, começando a perturbar o metabolismo deveremos tratá-lo imediatamente para evitar que ele desequilibre os outros dois. À medida que um humor aumenta, ele sobrepuja ou alimenta em excesso outro humor. Se isso acontecer, o tratamento se tornará mais complicado. Quanto mais humores estiverem envolvidos, mais difícil será o tratamento.

Normalmente, é vata que está por trás do processo das doenças porque ele é o princípio do movimento no corpo e na mente. Todos os tipos externos de stress e movimento exacerbam a energia interna de vata. Esse humor é irregular e instável por natureza sendo, por isso, facilmente desequilibrado.

Considera-se que cada um dos humores "habita" primariamente um local do corpo. Essa afirmação pode ser considerada, ao mesmo tempo, metafórica e literalmente porque os três humores permeiam o corpo inteiro; contudo, os primeiros sinais de um problema ou de aumento ocorrem em seu local de origem. O humor vata reside no intestino grosso (cólon); o humor pitta vive no intestino delgado (duodeno); e o humor kapha habita o estômago.

O processo de uma doença tem seis estágios. O Ayurveda revela que um humor irá se acumular em seu ponto primário, tornando-se depois desequilibrado ou exacerbado. A seguir, ele preenche ou inunda seu local de moradia e extravasa para o local onde reside outro humor, nível de tecido ou órgão. O resultado disso é a doença, o que talvez leve a um problema crônico ou a uma complicação que inclui outra doença. Estes são os seis passos no processo das doenças:

1. Acumulação;
2. Desequilíbrio;
3. Inundação;
4. Movimento;
5. Manifestação;
6. Complicações.

Por exemplo, vata poderá inicialmente se acumular no cólon e causar secura (constipação, leve TPM), tornar-se desequilibrado (TPM irregular, menstruação irregular, constipação), encher o cólon (forte TPM, cólicas, irregularidade, enxaquecas) e depois subir para o intestino delgado (pitta), para os pulmões (kapha) ou para ambos (infecções, secreções, dor, desequilíbrios fúngicos, forte TPM). Então, esse processo se manifestará como uma doença para a medicina ocidental (cistos, leucorreia, doença inflamatória pélvica, TPM crônica, endometrite etc.). Isso simplesmente significa que os sintomas se tornaram estáveis e agudos a ponto de serem classificáveis. Como poderão ocorrer complicações, o melhor será prevenir todos os problemas no primeiro ou segundo estágios.

O Ayurveda reconhece três causas primárias do desequilíbrio dos três humores e início do processo da doença. A primeira é a nossa interação com o meio ambiente ou meio dos nossos sentidos. Esses são o meio pelo qual interagimos com o mundo e com as pessoas. Isso inclui fatores emocionais e abuso dos sentidos por meio de uma superestimulação provocada pelos meios de comunicação. Inclui problemas relacionados com a vida numa cidade moderna como a superestimulação por meio de som, visão, odor e, frequentemente, falta de contato físico; não tocamos e não somos tocados.

A segunda causa primária é chamada "falha de inteligência", que inclui o uso incorreto do corpo, da mente e da fala. Esses três fatores abrangem comer demais, hábitos alimentares inadequados, hábitos de vida perniciosos, uso incorreto da mente e hábitos abusivos de fala. Nesse contexto, "incorreto" significa inapropriado à sua natureza ou constituição e não tem nenhuma implicação moral direta. Entretanto, pode ser claramente compreendido que ferir outras pessoas por meio de palavras ou ações constitui uma "falha de inteligência", sendo, como tal, destrutiva para a saúde. Terapias ayurvédicas ligadas a estilos de vidas ensina as pessoas a viver com inteligência ou em harmonia com a própria natureza individual e singular.

O terceiro fator é o tempo. Podemos compreender esse fator como o processo de envelhecimento e das doenças que se originam do desgaste do corpo. Isso também inclui os efeitos das mudanças sazonais no corpo, algo amplamente ignorado pelos médicos modernos. Como cultura, tentamos nos afastar, nos desassociar das estações tanto quanto possível. Nós nos isolamos, com uma atitude de medo e de proteção, das mudanças da natureza, gravitando para climas "perfeitos" ao redor do mundo, que têm o menor número possível de mudanças sazonais. Ou então controlamos o clima de nossa casa para criar um ambiente "perfeito". O Ayurveda compreende claramente o papel das mudanças climáticas no processo das doenças.

Quando qualquer um dos três humores aumenta e começa a se acumular, ele consequentemente inunda ou sai do seu local de origem. O Ayurveda reconhece três diferentes caminhos ou rotas, por meio dos quais os doshas (humores) caminham:

1. O *caminho interno* ou trato digestivo, começando na boca e terminando no ânus;

2. O *caminho externo*, que inclui os tecidos superficiais (pele), o plasma e o sangue; e

3. O *caminho intermediário* ou nível tecidual profundo, incluindo músculos, nervos, órgãos reprodutores e ossos. Ele também inclui problemas de imunodeficiência.

Essa explicação torna claro que problemas crônicos de menstruação relacionam-se com o segundo caminho ou caminho externo. O caminho interno é o mais fácil de curar, o externo, o segundo em dificuldade e o intermediário, o mais difícil. As doenças devem passar, contudo, do primeiro ao terceiro caminhos, nessa ordem. Portanto, temos a possibilidade de deter o processo de uma moléstia antes que ela se torne séria. Essa é uma importante contribuição do Ayurveda.

O Ayurveda reconhece dois tipos diferentes de desequilíbrio para qualquer humor — tóxico ou não tóxico. Isso é esclarecido abaixo e indica duas abordagens distintas do tratamento. Essa diferenciação não é claramente compreendida pelos herboristas ocidentais, sendo frequentemente ignorada. A percepção da natureza peculiar dos desequilíbrios poderá mudar significativamente a abordagem terapêutica.

Desequilíbrios Não Tóxicos (Nirama):

Esse é o processo real da doença, o acúmulo de um humor que desequilibra o metabolismo, sem que haja qualquer matéria estranha (toxina) envolvida. É a concepção normal na abordagem bioquímica da medicina, que raramente reconhece o acúmulo de matéria tóxica. O Ayurveda em geral trata esse tipo de desequilíbrio cuidando em primeiro lugar do humor natal e, a seguir, dos sintomas (ou vikruti) apresentados pela pessoa. Isso é quase sempre feito simultaneamente.

Quando o processo patológico ainda está livre de matéria tóxica, é muito mais fácil eliminá-lo ou detê-lo. Geralmente, mudanças alimentares por si só já são suficientes para impedir que uma doença se inicie se nenhuma toxina estiver presente. Estados não tóxicos geralmente são claros e fáceis de diagnosticar. Tendem a ser menos complicados e seu tratamento é mais direto.

Desequilíbrios Tóxicos (Sama):

O estado tóxico de uma doença ou presença de matéria estranha em seu processo é mais comum. De fato, ele é tão comum que, no Ayurveda, se diz que a maioria das doenças resulta da presença de *ama* ou toxinas no organismo. Toxinas são simplesmente alimentos não digeridos que se acumulam no trato digestivo e entram em putrefação. No ato de se deteriorar, tornam-se tóxicos. As toxinas, entretanto, raramente permanecem no trato digestivo. Normalmente elas são absorvidas pela corrente sanguínea e disseminadas livremente por todo o corpo.

Uma vez que estejam no corpo, inibem ou impedem a função metabólica normal tanto em nível celular quanto em nível metabólico geral. Essa atividade é a causa fundamental da maior parte das doenças crônicas, segundo o Ayurveda. As toxinas também podem baixar a resposta imunológica porque o organismo precisa enfrentar constantemente a presença tóxica no corpo. Moléstias em que há toxinas são mais difíceis de tratar e, com frequência, seu diagnóstico apresenta dificuldades. Produtos químicos encontrados nos alimentos, na água e nos remédios são geralmente considerados como toxinas. No Ayurveda o procedimento básico é primeiro purificar o corpo, antes de a paciente se submeter a longos tratamentos — ou pelo menos fazer as duas coisas ao mesmo tempo.

Identificação da Presença de Toxinas:

A maneira mais fácil de perceber se seu corpo está intoxicado é examinar sua língua. Se esta estiver recoberta por uma fina película, você tem toxinas em seu organismo. A cor do revestimento indica o humor envolvido:

> Cinza ou castanho indica acúmulo de vata com as toxinas;
> Amarelo ou verde indica acúmulo de pitta com as toxinas;
> e Branco indica acúmulo de kapha com as toxinas.

Outros sinais de acumulação tóxica no corpo são mau hálito, espinhas, erupções da pele, constipação, diarreia, congestão, excesso de muco, fezes com muito mau cheiro, suor fétido, urina amarela ou com mau cheiro, secreções vaginais com odor desagradável, falta crônica de energia, alergias de qualquer tipo, baixa resposta imunológica, resfriados e febres frequentes, febrículas e Síndrome da Fadiga Crônica. Todas essas ocorrências indicam vários níveis de toxinas no corpo. Antes do tratamento de sintomas agudos (como cólicas ou uma infecção fúngica) o nível de toxinas deveria ser determinado e abordado. Também seria útil determinar em qual caminho da doença as toxinas ficaram alojadas.

Problemas digestivos — desde constipação, sensação de estômago muito cheio, até sensibilidade a alimentos — são indicativos do Caminho Interno. Problemas sanguíneos, de plasma e pele são indicativos do Caminho Externo. Isso inclui qualquer tipo de problema menstrual associado ao sangue. Também está relacionado com desequilíbrios do sistema linfático e com retenção de água. Geralmente, problemas vaginais e de útero estão ligados a esse caminho, indicando que a causa pode ter tido origem no Caminho Interno. Miomas uterinos e cistos são comuns no Caminho Externo, assim como tumores benignos.

Doenças que afetam nervos, músculos e medula óssea são indicativas do Caminho Intermediário. Isso inclui problemas com a função imunológica e de reprodução relacionados com os ovários. O câncer pertence a essa categoria; também as doenças reumáticas. A artrite está igualmente incluída. Muitos problemas menstruais crônicos tendem a ter migrado para cá com o passar do tempo.

É ainda útil observar que a doença se move pelos sete níveis teciduais ou dhatus. Quando um dosha (humor) passa para um nível de dhatu, ele cria desequilíbrios nesse nível tecidual. Aqui, novamente o desenvolvimento de uma doença é progressivo por intermédio dos tecidos. A doença não salta simplesmente para o sétimo nível dos tecidos reprodutores. Ela precisa se deslocar pelos outros seis níveis. O reconhecimento do dhatu afetado pode ajudar a identificar o progresso de uma doença. *Os dhatus são os locais das doenças.* Em geral, problemas menstruais estão relacionados com o nível do sangue (rasa dhatu) e não são difíceis de tratar se pegos precocemente. A fertilidade se relaciona com o sétimo nível e exige o uso prolongado de tônicos e de fortalecimento do corpo depois de as toxinas terem sido removidas.

Capítulo Cinco

Uma análise Moderna do Sistema Hormonal

> Ela é luz — Única, sem que haja uma segunda;
> contudo, Ela parece ter se dividido em Suas próprias criaturas
> devido ao véu da ilusão.
>
> — Tripura Rahasya

Antes de prosseguirmos, será útil conhecer a função do sistema endócrino, geralmente conhecido como sistema hormonal. Essas informações são significativas porque esse sistema afeta o corpo em todos os níveis e de todas as maneiras.

Os homens, em geral, supõem que apenas as mulheres têm hormônios. Acreditam possuir no seu corpo somente substâncias químicas favoráveis. A palavra "hormônio" vem à tona frequentemente quando um homem não está interessado em compreender uma mulher ou quando ele está tendo seu próprio "período mensal". Quando um homem diz: "É hormonal", essa expressão geralmente implica apenas qualidades negativas, sendo um tipo de "humilhação" que indica uma pseudossuperioridade. É raro encontrar hoje em dia uma mulher que não tenha ouvido algum comentário negativo sobre "hormônios" de um homem — ou até mesmo, algumas vezes, de outra mulher.

Analisemos as implicações sociais disso, antes de passarmos para as funções físicas efetivas do corpo. Existe apenas uma razão pela qual algumas pessoas "diminuem" outras, homens ou mulheres — falta de amor e de desejo de receber amor. Essa é a conclusão. A raiz de lutas, conflitos e dor emocional. Se as pessoas se sentem bem e estão felizes não irão atacar ou fazer comentários ofensivos sobre outras. A complexidade dos relacionamentos humanos está além do escopo deste livro, mas eles são importantes para a sua saúde. Por isso, é necessário compreender que, se um homem ou uma mulher a insultar ou a fizer sentir-se mal, é pelo fato de ele ou ela achar que não é amado(a) e ser incapaz de dar amor — ele ou ela está sofrendo. Perceba quais são os seus sentimentos quando agride outra pessoa. Você está se sentindo amada? Está feliz? Essas são perguntas fundamentais que precisa considerar antes de qualquer outra coisa.

O emprego da palavra "hormônio" num sentido negativo por um homem implica um enigma cultural, ou o fato de ele, dessa maneira, obter por um breve momento uma sensação de superioridade, ou que está vivendo um período de esterilidade emocional. Os homens são treinados para serem insensíveis, sem sentimentos, para que possam vencer na vida. Eles bloqueiam e rejeitam o amor, os sentimentos e o bem-estar interior. Para que consigam fazê-lo, têm que se isolar de seu próprio corpo (hormônios) e de seus sentimentos. Movem-se lentamente, à medida que ficam mais velhos para uma aridez emocional mais profunda, experimentando somente breves momentos de alívio por meio de ganhos materiais ou encontros sexuais.

Uma vez que esse estereótipo social existe, devemos compreender que ele é apenas isso — um estereótipo. A sociedade, os homens e as mulheres perpetuam o mistério do homem insensível e sem sentimentos. Infelizmente, muitos homens, na verdade, agem em conformidade com o estereótipo.

Uma certa compreensão desse problema é conseguida ao se observar que muitas das dificuldades femininas podem estar ligadas ao sexo masculino:

Menstruação
Menopausa
Esgotamento mental
Ginecologia
Hemorroidas*

Essa brincadeira mostra que o melhor é adotar uma atitude bem-humorada! Em essência, os papéis de homens e mulheres são produtos de nossa sociedade e não podem ser efetivamente mudados sem um desenvolvimento geral da consciência. Como isso não deve ocorrer num futuro próximo, será mais útil compreender alguma coisa sobre o corpo. Compreender que os mensageiros químicos — os hormônios — participam de cada função do corpo humano e estão presentes em igual proporção nos homens e nas mulheres. Os homens também têm um ciclo mensal e são propensos a mudanças de humor, irritabilidade e depressão. Contudo, como vivem numa sociedade dominada pelo sexo masculino e na qual esses sintomas são inaceitáveis, eles tendem a culpar outras pessoas ou coisas

---

* O autor usa trocadilhos. Em inglês, *MENstruation* (*men*: homens); *MENopause*; *MENtal breakdown*; *GUYnecology* (*guy*: forma coloquial de rapaz, sujeito); *HIMmorrhoids* (him: ele). (N. da T.)

pelas realidades bioquímicas de seus próprios corpos. (Viver num estado de aridez emocional não proporciona o apoio necessário.)

O que é um hormônio — a fera enigmática que é responsabilizada por tantos (homens e mulheres) por seus problemas? O que é essa força todo-poderosa, capaz de trazer alegria ou tristeza tão rapidamente? Bem, na verdade, ninguém sabe.

Ah, sim, os médicos com frequência lhe dirão o contrário. Entretanto, na comunidade científica há uma grande honestidade quanto a não se compreender realmente a função endócrina. Embora muito seja conhecido, muito ainda continua sendo um mistério. Deve ser enfatizado que a função dos hormônios é multidimensional e não pode ser reduzida a "isto faz aquilo". É mais apropriado afirmar "isto faz aquilo e aquilo e aquilo, o que muda aquilo e aquilo e aquilo, ou pelo menos pensamos assim". Essa é precisamente a atitude que os pesquisadores adotam. Também é útil compreender que a comunidade médica se encontra claramente dividida em dois níveis — pesquisa e clínica. Infelizmente, há, geralmente, um enorme abismo entre a pesquisa corrente e a prática comum. É nossa responsabilidade criar uma ponte entre ambas.

Aqui está o que é conhecido (numa versão propositalmente simplificada). As glândulas endócrinas são glândulas que secretam alguma coisa diretamente na corrente sanguínea. As glândulas exócrinas secretam algo através de um ducto, como saliva ou suor. Alguns órgãos, por exemplo, o pâncreas, tem uma função endócrina e uma função exócrina. As glândulas endócrinas secretam mensageiros ou *hormônios*. Estes são com frequência chamados de *fatores* por serem os principais fatores ou elos de ligação para uma função metabólica.

O sistema endócrino atua muito de perto com o sistema nervoso. Como este está primariamente relacionado com o dosha vata — o humor do movimento — grande parte da função hormonal está ligada a vata. Como pitta se relaciona fundamentalmente com as mudanças metabólicas e o controle do corpo, as glândulas endócrinas e os hormônios que controlam diretamente o metabolismo têm ligação com pitta. Exemplos serão dados à medida que formos prosseguindo.

Portanto, em essência, um hormônio é um minúsculo mensageiro. Quando você come uma maçã, um hormônio é responsável pela liberação do tipo correto de saliva, do tipo correto de ácidos estomacais e assim por diante, por intermédio de todo o processo digestivo. *Os hormônios estão por trás de cada uma das funções em seu corpo.* A função reprodutora e a menstruação nas mulheres representam somente um aspecto do sistema hormonal. Por isso, qualquer coisa que perturbe outros aspectos do sistema endócrino *tenderá a desequilibrar o ciclo menstrual.* Incluem-se nessa categoria perturbações alimentares, climáticas e emocionais.

A primeira parte do sistema endócrino não é, na verdade, uma glândula endócrina *per se*, mas a parte frontal do cérebro, localizada no assoalho do terceiro ventrículo, o hipotálamo. Este é conectado ao tálamo e à glândula pituitária, servindo como uma ponte entre eles. Dessa maneira, constitui uma das principais ligações entre o sistema nervoso (tálamo) e o sistema hormonal (pituitária). O hipotálamo controla a temperatura do corpo, a fome, a sede, o equilíbrio hídrico e a função sexual, entre outros. Está relacionado com as emoções e o sono e governa tudo isso, regulando o funcionamento automático do sistema nervoso por meio da glândula pituitária. Nem todas as suas funções são completamente compreendidas. Tanto vata quanto pitta ajudam a controlar o hipotálamo.

A segunda parte do sistema endócrino é a glândula pituitária (também chamada hipófise apenas para nos confundir). Esta é o cérebro do sistema hormonal. Secreta uma complexa variedade de hormônios que controlam o crescimento, a síntese das proteínas, as funções sexuais e a função metabólica em geral. Essa glândula, na realidade, controla tantas secreções hormonais que nem todas já foram isoladas ou compreendidas. Exerce o controle sobre essas secreções por meio de informações recebidas do cérebro (o hipotálamo as estimula ou inibe) e de muitas outras glândulas endócrinas, via um sistema complexo de *feedback*. Tanto vata quanto pitta ajudam a controlar a glândula pituitária.

A terceira glândula endócrina é a glândula pineal. O papel dela é talvez o menos compreendido pela medicina alopática moderna. A glândula pineal produz melatonina (juntamente com serotonina). A melatonina se tornou popular em meados dos anos 90 como um suplemento na promoção da saúde. De fato, desconhece-se muita coisa sobre a função desses dois hormônios. Sabe-se que eles interagem com as adrenais, a tireoide, os testículos e os ovários. Se, por um lado, as teorias se multiplicam, torna-se necessário pesquisar muito mais profundamente sobre eles, uma vez que qualquer desequilíbrio hormonal pode afetar em grande escala todo o sistema endócrino. O Ayurveda considera que uma das principais funções da glândula pineal é ligar o corpo físico ao corpo sutil. (O corpo sutil do yoga e do Ayurveda inclui os corpos etérico, emocional, astral e mental.) Diante disso, grandes doses de melatonina poderiam enfraquecer ou perturbar esse delicado equilíbrio, causando mesmo doenças mentais. Isso talvez explique por que tantas pessoas (especialmente homens) têm pesadelos vívidos depois de tomar melatonina. No Ayurveda o subdosha vata, chamado prana vayu, controla diretamente essa glândula.

A quarta glândula é a tireoide. Ela se relaciona primariamente com pitta e regula a função metabólica básica do corpo. Também controla o crescimento nos jovens (uma função de vata) e tem um papel regulador do cálcio no sangue. Nem todas as funções da tireoide são compreendidas.

A quinta função endócrina é controlada pelas paratireoides. Elas estão relacionadas fundamentalmente com pitta e regulam os níveis de cálcio e fósforo no sangue. Esse equilíbrio é decisivo para um bom crescimento e estado ósseo. Alguns aspectos das glândulas paratireoides não são completamente conhecidos.

A sexta glândula endócrina é o timo. Grande parte do seu papel continua sendo um mistério para a ciência moderna. Sabe-se que ela tem um papel no crescimento e na função imunológica. Na visão do Ayurveda o timo está relacionado com kapha e, num certo sentido, com o conceito de ojas. De acordo com esse sistema, o timo continua a desempenhar um importante papel nos adultos. Existe ainda uma ligação com o subvata, chamado vyana vayu, que controla o equilíbrio do corpo.

As glândulas suprarrenais ou adrenais são frequentemente citadas como as glândulas endócrinas seguintes. As funções das adrenais são provavelmente as menos compreendidas por leigos; contudo, elas são as mais importantes para a saúde geral de uma pessoa. Seus papéis simplificados incluem a função imunológica, o metabolismo digestivo, o metabolismo da água, o metabolismo sexual e a função do sistema nervoso. Elas ainda desempenham uma importante função como transmissoras, pelo corpo todo, e atuam como um sistema de *feedback* para a glândula pituitária. Estão intimamente relacionadas com o sistema nervoso devido a essa função de *feedback*. No Ayurveda, a função das glândulas adrenais está primariamente relacionada com vata, depois com kapha (por meio dos rins e do metabolismo da água) e, finalmente, com pitta (por meio do equilíbrio metabólico geral). Os três humores desempenham um papel no funcionamento das suprarrenais, o que deveria indicar a importância destas para nós. Durante a pré-menopausa e na menopausa, as glândulas adrenais assumem completamente a produção de progesterona, sendo responsáveis pela maior parte da produção de estrógeno depois da menopausa. Elas são, portanto, muito importantes para a saúde da mulher no correr de toda a sua vida. Um dos hormônios produzidos nessas glândulas é o agora famoso DHEA (desidroepiandrosterona). Como a função das glândulas adrenais é muito complexa, alguns dos seus papéis no corpo humano não são completamente compreendidos.

A oitava glândula endócrina é o pâncreas, que funciona como uma glândula tanto com ducto como sem ducto. Ela tem relação com kapha em sua função com ducto, e com pitta em sua função hormonal. O órgão em si é mencionado nos textos ayurvédicos como kapha em sua natureza, devido à sua ligação com o metabolismo da água. O pâncreas funciona de maneira próxima com as glândulas adrenais para digerir carboidratos (açúcares complexos), proteínas e gordura. São as glândulas adrenais que controlam essa função, mas é o pâncreas que secreta a bile necessária para digerir esses nutrientes (uma função de pitta).

Finalmente, temos os testículos e os ovários. Ambos têm uma relação conhecida com a função imunológica, o que apoia o conhecimento ayurvédico de que o sétimo dhatu (nível tecidual) é a fonte de ojas ou imunidade. O abuso enfraquece o sistema imunológico — não apenas o excesso de relações sexuais, mas sexo sem amor e o uso antinatural dos órgãos sexuais.

A função do grupo de hormônios conhecido como estrógenos é ativada pelo hormônio foliculoestimulante (FSH), produzido na glândula pituitária. Quando o FSH chega aos ovários, a produção de estrogênio ou estrógeno aumenta e um óvulo amadurece, ficando pronto para ser liberado. O aumento de estrogênio faz com que o revestimento uterino (endométrio) fique mais espesso para receber o óvulo fertilizado. O espessamento do revestimento do útero, por sua vez, ativa a produção de outro hormônio na pituitária, o hormônio luteinizante (LH). Este desencadeia a liberação do óvulo já pronto (ovulação) e a produção do segundo hormônio principal, a progesterona. A função da progesterona é preparar ainda mais o revestimento uterino para receber o óvulo fertilizado. Se nenhum óvulo for fertilizado e implantado, a produção de progesterona declina e o revestimento espessado do útero é expelido na menstruação.

Os ovários produzem não somente estrógeno e progesterona, mas também vários hormônios necessários para o desenvolvimento de uma criança no ventre. Os ovários ainda controlam a lactação depois do nascimento. A impossibilidade de amamentar pode indicar um desequilíbrio da função ovariana (sétimo nível tecidual). Os ovários atuam intimamente com a pituitária para regular a menstruação, a fertilidade, a gravidez e a harmonia emocional. O humor vata tem a relação mais próxima com a regularidade do ciclo e com o ritmo e o momento tanto da menstruação quando da gravidez (criação). Pitta é o mais próximo da função da menstruação em si (transformação). Kapha está relacionado com a fertilidade, o óvulo e a unidade (amor).

Além das principais glândulas endócrinas, existem outros órgãos que produzem hormônios importantes para as funções corporais. Cada um deles produz um hormônio ou um grupo hormonal significativo, a deficiência dos quais poderá resultar numa doença, embora essa correspondência talvez não seja aparente. Esses órgãos são o trato gastrointestinal, os rins, a pele; há também algo chamado prostaglandinas. Estas ocorrem em todo o corpo — em vários tecidos, órgãos e fluidos. As prostaglandinas controlam muitas funções no corpo. Os órgãos aos quais estão relacionadas são kapha em sua natureza (útero, pulmões, cérebro, rins), assim como os líquidos do organismo são todos de natureza kapha. O efeito ao se tomar medicamentos com estrógeno — pílula anticoncepcional, ERT (reposição hormonal com estrógenos), HRT (reposição hormonal) — sobre as prostaglandinas não é totalmente conhecido e deveria ser questionado cuidadosamente.

A Tabela 3 apresenta um resumo da função endócrina. Até onde sei, essas informações estão atualizadas. Entretanto, o campo da pesquisa envolvendo os hormônios está sempre mudando. Novos hormônios podem ter sido identificados ou novas funções podem ter sido descobertas para hormônios já conhecidos. A Tabela 3 reflete a posição atual da pesquisa no momento em que escrevo este livro.

Tabela 3. Resumo das Funções e Relações das Glândulas Endócrinas

Glândula	Hormônio Secretado	Funções	Relação com os Doshas
Hipotálamo	Libera fatores para o STH, TSH, FSH, LH, PRL, ACTH, MSH que são secretados pela pituitária; secreta Vasopressina e Oxitocina para a pituitária	Estimula a secreção e liberação dos hormônios da pituitária; inibe a secreção desses mesmos hormônios; Vasopressina e Oxitocina são aqui produzidos	*Vata:* Prana Vayu, *Pitta:* Alochaka Pitta *Kapha:* Tarpaka Kapha não está diretamente relacionado, mas fornece o fluido cerebral no qual o cérebro funciona
Pituitária	Somatotropina (STH), Tireotropina (TSH), Hormônio Foliculoestimulante (FSH), Hormônio Luteinizante (LH), Prolactina (PRL), Adrenocorticotropina (ACTH), Hormônio Estimulante de Melanócitos (MSH), Vasopressina (ADH), Oxitocina	Libera todos os hormônios mencionados à esquerda para regular o metabolismo, o crescimento, a síntese de proteínas, a glândula tireoide; controla os ovários e os testículos, estrogênio e progesterona, a lactação, função das adrenais, pressão arterial, função renal	A mesma que acima
Pineal	Melatonina (MLT), Serotonina	Influencia as atividades cíclicas no metabolismo e maturidade sexual; suas funções não são completamente compreendidas	*Vata:* Prana Vayu
Tireoide	Tireoxina, Calcitonina	Regula o metabolismo basal, o crescimento e o desenvolvimento	*Vata:* Udana Vayu; Pitta em geral está relacionada com a tireoide, mas especialmente Pachaka e Sadaka Pitta

GLÂNDULA	HORMÔNIO SECRETADO	FUNÇÕES	RELAÇÃO COM OS DOSHAS
Paratireoide	Hormônio da Paratireoide	Regula o nível de cálcio e fósforo no sangue	*Vata:* Udana Vayu *Pitta:* Ranjaka Pitta
Timo	Timosina, Timopoietina e outros	Influencia as glândulas linfáticas, a imunidade geral, a imunidade celular, por meio da produção das células-T, e o crescimento; suas funções não são totalmente compreendidas	*Vata:* Prana Vayu, Vyana Vayu *Kapha:* Avalambaka Kapha
Adrenal	Glicocorticoides (DHEA e outros), Mineralocorticoides, estrógenos, progesterona, androgênios	Influencia o metabolismo dos carboidratos, proteínas e gorduras; anti-inflamatório e imunosupressor; regula o sódio, o potássio e o metabolismo da água em geral; suplementa a ação dos ovários e testículos	*Vata:* Samana Vayu, Apana Vayu *Pitta:* Pachaka Pitta *Kapha:* Kledaka Kapha
Pâncreas	Insulina, Glucagon	Ajuda na utilização da glicose, regula o açúcar no sangue por meio da secreção desses dois hormônios, que são opostos em ação	*Vata:* Samana Vayu *Pitta:* Pachaka Pitta *Kapha:* Kledaka Kapha
Ovários	Estrogênio, Progesterona, Relaxina	Regula o desenvolvimento dos órgãos sexuais femininos, a fertilidade, controla a menstruação com FSH e LH, relaxa os músculos e ligamentos pélvicos	*Vata:* Apana Vayu *Pitta:* Ranjaka Pitta

É necessário enfatizar que, embora a ciência moderna tenha feito um enorme progresso quanto à compreensão das funções específicas das glândulas endócrinas e das secreções hormonais, ela alcançou um progresso muito menor no que se refere à compreensão das complexas inter-relações entre essas glândulas. De fato, o funcionamento do corpo como um todo depende em tal grau desses hormônios, que até mesmo uma deficiência em vitaminas ou minerais poderá causar uma devastação no organismo porque uma glândula endócrina talvez seja afetada por essa deficiência. Problemas de tireoide são um claro exemplo.

Nesse aspecto, o Ayurveda pode nos proporcionar uma visão muito melhor do funcionamento total do sistema endócrino. Com isso, não se pretende descartar o conhecimento bioquímico da medicina alopática, mas, sim, fornecer um contexto mais amplo no qual usar as informações bioquímicas. Utilizadas em conjunto com uma visão geral, essas informações poderão contribuir para melhorar a nossa saúde. Usadas dentro dos limites de um modelo puramente mecânico, essas informações são capazes de produzir enormes desequilíbrios e dependências no corpo. Foi isso, exatamente, o que aconteceu com a minha mãe.

As mulheres deveriam estar atentas para o fato de que tomar qualquer hormônio químico ou "natural" poderá ter muitos efeitos desconhecidos no organismo. Alguns desses efeitos são conhecidos, mas muitos não o são. A moderna comunidade médica usa porcentagens e médias para justificar o emprego desses medicamentos à base de hormônios, sabendo claramente que o desequilíbrio emocional, a retenção de água e o câncer de mama e útero podem se tornar mais prováveis. Os médicos justificam esses riscos com a citação de supostos "benefícios".

O que é agora considerado como prática comum, entretanto, certamente irá mudar numa década ou duas, como sempre acontece na medicina alopática. As mulheres deveriam questionar se desejam ser cobaias para as gerações futuras. Outras opções estão disponíveis, as quais, em geral, são alvo de zombaria ou são suprimidas por razões bastante específicas — arrogância ou ganância. Na verdade, mais de 90% das pesquisas em andamento hoje são financiados por grandes companhias farmacêuticas. Muitas vidas foram salvas devido a essas pesquisas, mas muitas vidas foram destruídas. É difícil saber a qual categoria você irá pertencer. O ponto principal aqui é que dados e fatos coletados pelo governo dos Estados Unidos mostram que a medicina baseada em ervas é milhares de vezes mais segura que os tratamentos farmacêuticos atuais (ver Introdução).

Embora seja verdade que não conhecemos todos os efeitos das plantas — primários ou secundários — se administradas adequadamente elas pelo menos não ameaçam a vida ou causam danos. O corpo humano é capaz de processar e eliminar compostos orgânicos de plantas, o que não ocorre com medicamentos industrializados. É também verdade que esses compostos fitoterápicos são, com frequência, limitados em sua capacidade de corrigir problemas muito graves, basicamente porque o tratamento não começou a tempo.

Também devemos ressaltar que o grupo hormonal do estrogênio e da progesterona não existe num estado natural fora do corpo humano, quer em animais quer em plantas (embora algumas companhias gostariam que você acreditasse que ele existe). A vantagem das plantas é que muitas fornecem uma simples base de esteroides, que é a base de todos os hormônios em seres humanos e animais. O uso de ervas "promotoras de hormônios" proporciona apenas isso — um apoio para a produção de hormônios. A desvantagem é que, em alguns casos, esses compostos podem não ser suficientemente fortes para produzir uma mudança direta num organismo seriamente desequilibrado. O aspecto positivo é que eles não são fortes nem invasivos. Atuam para apoiar as funções naturais do corpo, ajudando-o a se equilibrar sozinho. Isso assegura um melhor estado de saúde, na opinião do Ayurveda, porque nenhuma pessoa ou agente externo pode saber quais das centenas de hormônios deve produzir e administrar ou em que quantidade. Na maioria dos casos, os esteroides de plantas promovem um aumento de matérias-primas em seu corpo, de modo que este possa, ele mesmo, fazer o trabalho.

O funcionamento do corpo é tão complexo que, como uma totalidade, ele não é inteiramente compreendido. Ainda não fomos capazes de "criar" um ser humano — embora essa realidade esteja mais próxima. Isso deveria nos fazer questionar as assustadoras possibilidades, considerando-se quem está pagando pelas pesquisas e quais possam ser suas motivações. Na base desse complexo funcionamento físico/mental/emocional se encontra o diminuto hormônio. Tratar seus hormônios de maneira casual poderá lhe trazer alguns benefícios óbvios; contudo, é muito mais provável que isso reduza sua qualidade de vida mais depressa do que quase qualquer outro tratamento usado atualmente.

É estranho notar que a qualidade de vida tem sido usada para promover a reposição hormonal desde meados da década de 60. Vários estudos mostraram que *60% das mulheres nos Estados Unidos pararam de tomar hormônios por volta do terceiro mês depois do início do tratamento* devido ao desconforto causado pelos efeitos colaterais. Isso nos faz pensar por que tantas mulheres não querem ter sua qualidade de vida melhorada.

Na maioria das culturas tradicionais — na verdade também em nossa cultura até a Revolução Industrial — a menopausa ocorria de modo relativamente tranquilo para a maior parte das mulheres. Uma pequena porcentagem apresentava dificuldades. Mesmo hoje, cerca da metade de todas as mulheres tem poucos problemas com o declínio da produção hormonal. Ao contrário, muitas ficam alegres e satisfeitas com a mudança. Esses fatos e atitudes, entretanto, não criam uma indústria, sendo por isso ignorados.

Capítulo Seis

Como as Substâncias Atuam no Corpo

> Ela, Sua Majestade, a Absoluta, permanece sempre consciente de Sua perfeição e unidade. Embora Ela própria seja imutável, aparece como sendo mutável para Suas próprias criaturas, como se fosse um mágico que encanta a plateia com seus truques; ele, porém, permanece não iludido.
>
> — Tripura Rahasya

Para compreender a abordagem terapêutica do Ayurveda precisamos conhecer alguma coisa sobre os efeitos das plantas e dos alimentos no corpo, uma vez que isso constitui a base de todo tratamento.

Em teoria, supomos que as substâncias por nós ingeridas nos alimentam e nutrem — pelo menos esse é o conceito geral que a maioria das pessoas tem. Na verdade, normalmente não é isso que ocorre. Em situações comuns, nós somente absorvemos e utilizamos uma porcentagem daquilo que ingerimos. Essa porcentagem varia bastante, de acordo com numerosos fatores, sendo geralmente indicativa da nossa saúde como um todo.

Por isso, a abordagem fundamental do Ayurveda gira em torno da *capacidade* de nossa digestão, antes de o sistema se ocupar com aquilo que está sendo ingerido. Esse conceito é, com frequência, desconhecido para os médicos modernos, porém sua lógica é inegavelmente sólida. De que serve alguma coisa se o seu corpo não tem capacidade para digeri-la e assimilá-la? Isso vale para remédios de ervas, assim como para alimentos.

A capacidade para digerir uma substância envolve uma ampla gama de sistemas do corpo. O processo digestivo inclui o sistema nervoso, o sistema hormonal, a circulação sanguínea, uma respiração adequada para a oxidação do sangue e dos tecidos, a lubrificação fornecida pelo metabolismo da água, e assim por diante. Na verdade, todos os sistemas do corpo estão envolvidos, até certo grau, no processo digestivo. Essa é uma das razões pelas quais o Ayurveda coloca tanta ênfase na saúde do processo digestivo. A outra razão é que o sistema digestivo é a sede de cada um dos três humores, aquelas forças que causam as doenças no organismo.

É pura ignorância, independentemente do sistema médico que você adote, pensar que a digestão limita-se aos órgãos do trato digestivo apenas. Nenhum sistema médico advoga esse ponto de vista, mas somente o Ayurveda atribui a correta importância à abrangência desse processo. Ele também compreende a inter-relação entre todos os diferentes sistemas do corpo e o papel que os alimentos desempenham no desenvolvimento da mente, das emoções e dos aspectos físicos do corpo.

O material básico de construção do corpo físico são os alimentos ou as substâncias que ingerimos regularmente. Se alimentos de má qualidade são ingeridos, a nossa saúde pode apenas acabar sendo de má qualidade. Entretanto, mesmo se uma pessoa comer bem, ela talvez não consiga assimilar os alimentos, devido à complicada inter-relação entre o sistema digestivo e os demais sistemas do corpo. O sistema principal na criação de problemas digestivos é o sistema nervoso.

Aqui, novamente, é vata que controla o sistema nervoso. Provavelmente, o maior transtorno, depois da qualidade dos nossos alimentos em si, é o estado do sistema nervoso no corpo. As pessoas confundem, muitas vezes, a ausência de tensão visível com saúde. Contudo, sentimentos reprimidos e emoções não resolvidas podem ser armazenados no tecido nervoso e desestruturar a função de vata no organismo. Isso diminuirá consideravelmente o poder de assimilação. Em geral, um distúrbio de vata irá aparecer no sistema digestivo como agitação mental ou como uma doença do sistema endócrino. Em todos esses casos, uma mulher poderá experimentar problemas em seu ciclo menstrual.

Com isso em mente, podemos agora observar efetivamente como dois sistemas diversos, o moderno e o antigo, tratam a maneira pela qual o corpo humano processa as diferentes substâncias.

A Visão Bioquímica

A medicina alopática é com frequência chamada de medicina mecânica. Isso representa o conceito de que a soma das partes compõe o todo. A relação das partes com o todo e a função global do todo são raramente, ou mesmo nunca, reconhecidas. Baseado nessa concepção, o cientista tenta compreender o todo por meio do conhecimento das partes. A ideia é que, se você compreender as partes, compreenderá o todo.

Quando apresentada dessa forma simplista, a abordagem parece absurda para muitos. Entretanto, existe uma base sólida para ela e muitos resultados positivos foram conseguidos com o seu uso. Como mencionei antes, essa visão é respeitada no Ayurveda como uma visão *parcial*.

A natureza parcial desse ponto de vista se torna visível quando observamos os efeitos dos medicamentos sintéticos no organismo. Com medicamentos sintéticos quero dizer substâncias produzidas num laboratório, quer sejam ou não feitas a partir de matérias-primas orgânicas. Sua estrutura química pode ser idêntica, porém elas estão mortas, são substâncias inertes. Essas substâncias inertes são desenvolvidas por uma razão.

Através da história, as plantas têm sido usadas como remédio. Contudo, a potência terapêutica e a confiabilidade das plantas variavam muito com as estações do ano e método de cultivo e colheita. Quando a Revolução Industrial começou no final do século XVIII, um dos principais objetivos foi encontrar uma maneira de estabilizar a fonte de medicamentos para que resultados mais precisos e seguros pudessem ser obtidos. Uma admirável tarefa para a humanidade. Além disso, o armazenamento dos remédios tinha sido sempre um problema. Assim, com o passar dos anos, foram desenvolvidos métodos pelos quais as substâncias terapêuticas das plantas podiam ser extraídas e armazenadas com segurança.

Essa abordagem reflete a visão mecânica — isto é, pela compreensão da substância ou substâncias químicas de uma planta pode-se conhecer o efeito dessa planta sobre as doenças, e também reproduzir as substâncias nela contidas. Essa lógica é ainda adotada atualmente, mesmo depois de décadas de problemas e efeitos colaterais. No início, grandes avanços foram feitos no tratamento das doenças. Ainda hoje as descobertas continuam, mas a que preço?

Numerosas doenças foram erradicadas da sociedade e muitas outras mais assumiram seu lugar. Grande número de cirurgias sem sentido é realizado diariamente nos Estados Unidos — desde histerectomias até a remoção das tonsilas palatinas (amígdalas). O corpo humano é tratado como se produzisse órgãos indesejáveis, que poderiam atuar como a fonte das doenças. Sofremos lavagem cerebral, sendo levados acreditar que a medicina moderna já eliminou as principais causas de doenças nos países desenvolvidos do mundo.

Essa informação é questionável. Na melhor das hipóteses substituímos um conjunto de doenças por outro. Só o aumento de vários tipos de câncer, ataques cardíacos e endurecimento das artérias é enorme. Entretanto, talvez o fato menos divulgado e assustador é que as infecções virais continuam sendo a principal causa de mortes no mundo todo — a *influenza*. As pessoas, hoje, começam a se conscientizar de que os microorganismos estão se tornando cada vez mais resistentes aos antibióticos devido ao seu uso ostensivamente exagerado por parte da comunidade médica. Pergunto-me por que são necessários seis anos de estudo e vários anos de residência para preparar médicos que irão prescrever o mesmo antibiótico para diferentes pessoas com uma variedade de problemas.

Atualmente, vemos uma série de doenças ambientais, resultantes das quantidades maciças de poluentes industriais em nossa cadeia alimentar. Apenas um exemplo disso: 51 dos milhares de produtos químicos usados diariamente afetam de modo direto o sistema endócrino.* A maior parte são os chamados "produtos químicos estrogênicos". Eles ocorrem em pesticidas, adubos, plásticos, detergentes, produtos de lim-

---

* Theo Colburn, *et. al.*, *Our Stolen Future* (Nova York: Penguin, 1997).

peza doméstica, alimentos enlatados e até mesmo em cremes contraceptivos. Estão em PCBs (bifenilas policloradas). Hoje, esses produtos encontram-se disseminados por todo o meio ambiente. Eles prejudicam ou superestimulam diretamente a produção de estrógeno, o qual, estudos vêm revelando de modo constante, provoca o aparecimento de câncer, tumores e outros crescimentos no corpo humano. O excesso de estrogênio pode causar ansiedade e promover a síntese excessiva de gorduras (aumento de peso).

Como os pesticidas e os fertilizantes já penetraram todos os níveis da cadeia alimentar, tanto homens quanto mulheres estão cada vez mais propensos a ter problemas com o sistema endócrino — que, como vimos, controla o corpo todo. O aumento do câncer pode estar diretamente relacionado com os alimentos e a alimentação. A ciência sabe disso, mas as informações são mantidas fora dos meios de comunicação de massa por pessoas e empresas que lucram com os alimentos e produtos vendidos. Devemos observar que dependemos desses mesmos produtos em nossa vida diária. O que os pesquisadores sabem e o que vem a público é, com frequência, muito diferente. Os livros de John Robbins* apresentam informações interessantes nessa linha, especialmente sobre alimentação e nutrição.

Com essas informações é difícil aceitar o argumento de que a ciência realmente eliminou as doenças do planeta. Não seria mais preciso afirmar que a ciência substituiu um conjunto de doenças por outro? O dr. Subhuti Dharmananda, pesquisador e diretor do Institute for Traditional Medicine and Pre-

---

* John Robbins, *Diet for a New World* (Nova York: Avon Books, 1992) e *Diet for a New America* (Walpole, NH: Stillpoint Publishing, 1987).

ventive Health Care declarou, em 1980, a respeito da história da medicina:

> Onde praticados, um melhor saneamento e uma alimentação adequada fizeram mais pela saúde do que qualquer **medicina que já tenha sido exercida**. Poucas pessoas parecem conseguir essas condições em suas vidas, e por isso, a medicina é necessária para realizar uma tarefa monumental.*

Os modernos produtos farmacêuticos foram criados para combater os problemas da sociedade humana, a maioria dos quais decorre da poluição e dos maus hábitos. A principal causa de mortes na Índia atualmente é a disenteria, uma infecção viral resultante de más condições de higiene. Nos Estados Unidos temos outros tipos de poluentes, que causam câncer de mama, elevação da pressão arterial e outras doenças. É devido a esses fatores externos e a hábitos inadequados de alimentação que as pessoas geralmente adoecem. Doenças do coração são as que mais matam mulheres acima dos 50 anos; contudo, o fato de a alimentação e os exercícios já terem sido claramente relacionados com elas não impede que médicos tentem tratar o *resultado* de estilos de vida incorretos. Por isso, os remédios modernos se destinam a combater os *sintomas* dessas doenças e não os fatores causais decorrentes do estilo de vida ou do meio ambiente.

Aqui, portanto, é onde a medicina principalmente se desvia da filosofia do Ayurveda: concentra-se nos sintomas e não na origem dos mesmos. A ciência acredita que, descobrindo o patógeno responsável por um sintoma e o eliminando, ela

---

* Michael Tierra, *The Way of Herbs* (Nova York: Pocket Books, 1998) p. x.

pode restabelecer a saúde. Essa abordagem está limitada a doenças agudas. A observação diária tem demonstrado repetidas vezes que os mesmos sintomas reaparecem depois de um tratamento com drogas sintéticas ter efetivamente erradicado o agente causador do corpo. Por que então ocorre a recidiva da doença? Talvez a causa verdadeira desta não esteja limitada a um patógeno.

Vamos examinar uma versão simplificada de como produtos farmacêuticos sintéticos atuam no corpo. Esses produtos são feitos para gerar resultados rápidos, padronizados, constantes. Isso significa algo que pode ser mensurado de uma maneira ou de outra, vezes seguidas. Se uma substância pode ser produzida ou isolada e ter essa ação, ela se torna valiosa para a ciência. Esses produtos têm que ser separados e isolados de outras substâncias, para que se possa avaliá-los eficazmente. Isso também permite à ciência observar os efeitos da substância isolada.

Por meio desse processo, a substância é transformada em algo inerte, morto. Torna-se inorgânica (isto é, não mais ocorre em seu estado original, como na natureza). Sua estrutura química permanece a mesma ou extremamente próxima, mas é considerada morta pelo corpo humano. Isso pode ser mais claramente definido por sua ação no corpo. Essas substâncias sintéticas isoladas agem de maneira agressiva no organismo. Elas não atuam com o corpo, mas a despeito deste. Por essa razão, esses produtos conseguiram efeitos miraculosos contra as doenças.

Contudo, há um preço a pagar. Essa agressividade — ou ação de forçar-e-entrar, a invasão — sempre cria efeitos colaterais. Os efeitos secundários podem ser conhecidos ou não. A ciência moderna usa principalmente um critério para determinar se uma substância é segura: ela é carcinogênica? A questão de uma substância causar ou não câncer tornou-se, portanto, o fator fundamental na determinação da segurança dessa substância no tratamento de uma doença. Os outros efeitos colaterais geralmente não são avaliados ou investigados devido à falta de tempo e dinheiro. Na verdade, para se conhecer todos os efeitos colaterais de qualquer substância isolada seria necessário testar cada um dos sistemas, órgãos e glândulas, além de suas funções no corpo, e ainda não se poderia saber como o todo orgânico iria responder à substância isolada. (Nota: Outros testes são igualmente usados; por exemplo, efeitos no fígado etc. O que foi exposto acima é uma versão simplificada dos testes farmacológicos e não tem por objetivo criticar, mas, sim, mostrar a tarefa impossível que a ciência se impôs de tentar conhecer todos os efeitos de uma substância isolada no corpo.)

Essas substâncias não possuem uma inteligência inata que lhes permite perceber o que pertence ao organismo e o que não pertence. Elas invadem as células (o tipo de célula depende do medicamento sendo usado), forçando a entrada para exercer sua ação. Outro teste fundamental para a medicina científica serve para avaliar se o corpo pode, eventualmente, eliminar a maior parte da substância. Caso contrário, diz-se que ela é tóxica, sendo considerada como veneno. O corpo então enfrenta a tarefa de rejeitar o produto e os patógenos que este destruiu, função esta que o corpo geralmente é incapaz de realizar completamente. Uma pequena porcentagem do medicamento permanece em tecidos profundos ou nos órgãos de filtração.

A vitamina C pode servir como um exemplo valioso aqui. Sabe-se que ela é segura e benéfica quando usada corretamente. Neste exemplo, usaremos uma vitamina C sintética, que é a forma mais comum dessa vitamina nos Estados Unidos. A vitamina sintética deve primeiro confrontar o trato digestivo para que possa ser dissolvida e reduzida a uma forma usável, absorvível pelo plasma, por meio do sangue, para nutrir as células. Em última análise, tudo acontece nas células.

Entretanto, o seu corpo tem as enzimas necessárias para dividi-la em seus componentes e digerir essa vitamina produzida pelo homem? Certamente, uma parte pode ser usada porque os laboratórios foram capazes de observar os efeitos. Então, por que a sua urina é sempre tão amarela quando você toma vitaminas? Porque você é incapaz de assimilar ou não precisa dessa fração da vitamina. Muitas pessoas acham ilógico pensar que os seres humanos possuem as enzimas inerentes para digerir os numerosos produtos sintéticos que entram, a cada ano, em nossa cadeia alimentar. Isso definitivamente merece ser considerado, em particular por aqueles que têm alergia ou apresentam sensibilidade a alimentos.

Quando a vitamina (ou uma porcentagem dela) é decomposta e absorvida pelo sangue, ela consequentemente chega à célula, que é o material metabólico central de construção do corpo. A célula possui uma parede composta de lipídeos e proteínas que controla a assimilação de nutrientes. No interior da parede celular existe um fluido com aspecto gelatinoso chamado citoplasma. Dentro desse líquido ocorrem centenas de atividades, de acordo com a função da célula e de sua localização no corpo. Nesse processo, a parede celular ou membrana desempenha um papel crucial. Permite a entrada de algumas coisas e mantém outras do lado de fora. Ela destina certas aberturas para determinados nutrientes. Isso significa que a vitamina C tem aberturas especiais e que, quando você come uma laranja a vitamina C se desloca rapidamente através do plasma até encontrar uma abertura celular para vitamina C que esteja livre. Depois, entra na célula, ajudando no processo metabólico do corpo.

Infelizmente, a vitamina C sintética que estamos usando nada sabe a respeito dessas regras e simplesmente força sua passagem para a célula sempre que consegue encontrar uma abertura. Por ter sido fabricada pelo homem, não recebeu instruções da Mãe Natureza, sendo ignorante ou inerte. Isso é o que a medicina natural chama de substância morta porque ela não sabe como agir no organismo; não conhece o seu papel natural. Falta-lhe inteligência. Falta-lhe vida. Inteligência e vida são dois princípios que ocorrem simultaneamente em toda a natureza. São chamados purusha e prakruti no Ayurveda.

Quando a vitamina C inunda as células — em doses altas, para combater um resfriado ou porque você acha que ela faz bem para a saúde — as aberturas para outras vitaminas, minerais e nutrientes ficam bloqueadas. Isso impede que outros nutrientes sejam absorvidos enquanto a membrana celular estiver sobrecarregada pela vitamina C. Obviamente, essa não é uma situação ideal. Felizmente, o corpo processa essa vitamina C bastante depressa e as aberturas são liberadas para que outros nutrientes possam entrar — isto é, a menos que você continue a ingerir altas doses.

Independentemente disso, há ainda o processo efetivo de utilização dentro da célula. Muitas vezes esta não consegue utilizar ou eliminar todo o produto ingerido. O aspecto positivo é que a vitamina C parece ser quase totalmente usada ou rejeitada pela célula. Se isso não ocorrer, a função metabólica básica do corpo é prejudicada e sua capacidade de processar coisas simples, como o colesterol e os carboidratos, é afetada.

Estudos têm demonstrado repetidas vezes que a ingestão regular e em altas doses de qualquer vitamina causa, na verdade, uma deficiência dessa vitamina. Por quê? Porque o corpo é continuamente inundado por ela, perdendo sua capacidade de produzi-la ou de utilizá-la, retirando-a dos alimentos naturais. Essa situação também leva a outros problemas.

O que ocorreria se substituíssemos a vitamina C pela pílula anticoncepcional? Qual seria o efeito? Ou por uma substância estrogênica? O alvo dessas pílulas sintéticas é o sistema endócrino e as células que ali vivem. O seu corpo é capaz de efetivamente usar ou eliminar a pílula ano após ano? Que efeito essa droga terá nas membranas celulares? Que outros hormônios ou nutrientes esse medicamento está impedindo de penetrar na célula? Essas são perguntas legítimas que toda mulher deve fazer para si mesma, no que diz respeito a todos os produtos sintéticos — desde aspirina até antidepressivos.

Esse efeito é do conhecimento geral, havendo muitas informações sobre ele. A comunidade médica justifica o uso desses produtos, dizendo que seus benefícios são, no total, muito maiores do que quaisquer efeitos negativos. Se você gosta de se arriscar, esse argumento pode lhe parecer aceitável. Eu não me considero como fazendo parte de uma média ou de uma porcentagem. Consequentemente, não aceito esse tipo de argumento, desde que outras alternativas estejam disponíveis para a minha saúde.

Outro fator importante é o método pelo qual os modernos estudos científicos são realizados e como são calculadas suas probabilidades. Há três distorções principais ou erros sistemáticos na elaboração ou na condução de um estudo, que influenciam os resultados de qualquer estudo clínico. São as chamadas *distorções de seleção*.

Aqui está um exemplo de como isso funciona. Considere um estudo hipotético, o qual mostra que mulheres tratadas com terapia de reposição de estrógenos têm cerca de 40% menos ataques cardíacos do que as não tratadas. Isso parece bom até você analisar as distorções de seleção. Em primeiro lugar, há *a distorção ou viés da saúde*. Somente mulheres saudáveis, sem história de problemas cardíacos, arteriais ou de hipertensão são aceitas como participantes do estudo. Isso significa que o estudo é feito com um grupo de pessoas que estatisticamente tem uma suscetibilidade baixa a doenças do coração — em outras palavras, mulheres saudáveis que provavelmente não sofrerão ataques cardíacos.

Além disso, as mulheres que participam do estudo são, estatisticamente, um grupo diferente da média nacional, usada para determinar que as doenças cardíacas são o que causa o maior número de mortes de mulheres acima de uma certa idade. Essas mulheres tendem a se preocupar em ter uma boa saúde. Comem melhor, se exercitam mais, vão ao médico com maior frequência. Elas têm salários mais altos e sofrem menos tensão que a média nacional. Estes são os fatores mais importantes na prevenção das doenças cardíacas. Isso pode ser chamado *distorções de estilo de vida*. São escolhidas mulheres que estão vivendo uma vida em que têm apoio, o que já impede a doença cardíaca.

O terceiro fator é chamado de *distorção de conformidade* com a comunidade científica. Isto é, pessoas que participam de boa vontade de estudos estatisticamente se beneficiam muito mais do que as que não se dispõem a colaborar ou que não sabem que estão participando de um estudo. Por exemplo, entre as mulheres que consentiram no estudo, tanto as que receberam placebo quanto as que receberam medicamentos à base de estrógenos, tiveram 40% menos problemas de coração, indicando que o uso de *qualquer* medicamento iria resultar numa redução de 40% nas doenças do coração.

Deve-se ressaltar que todos os compostos de estrogênio estão contraindicados para mulheres com qualquer tipo de problema cardíaco ou circulatório. O Food and Drug Administration — FDA — não aprovou nenhum medicamento à base de estrógeno para o tratamento de doenças do coração. Isso nos faz pensar por que um estudo dessa natureza — o qual mostra que a reposição hormonal com estrógeno previne ataques cardíacos — foi publicado pelos meios de comunicação. Certamente, ele dá uma falsa ideia às mulheres de que o estrógeno evita ataques cardíacos, quando há uma longa história clínica indicando ser ele um dos importantes fatores causais de problemas cardíacos de todos os tipos — uma conclusão exatamente contrária à que foi divulgada pela mídia.

Essa é a situação atual. Você deveria estar atenta para o fato de que o uso contínuo de substâncias sintéticas desequilibra o dosha vata. Elas lentamente prejudicam a função metabólica, o que desequilibra o dosha pitta. Com o tempo, isso resulta na debilitação do dosha kapha. O consumo regular de produtos sintéticos, na alimentação ou como medicamentos é um dos principais fatores de desequilíbrio de vata, podendo ser visto, portanto, como uma das grandes causas de doenças na sociedade moderna, segundo o Ayurveda. Neste, há um ramo especial da medicina chamado *Agadatantra*, que se ocupa exclusivamente com toxicologia — a ciência de curar o corpo de envenenamentos. Talvez possamos aprender muito hoje com essa especialidade.

A Visão Ayurvédica

O sistema ayurvédico não consegue separar sua alimentação, seu estado mental, seus hábitos diários, seu meio ambiente e suas motivações mais profundas do remédio que prescreve. O Ayurveda considera o todo como incluindo as partes e não como a soma da partes. Para compreender as partes, precisamos compreender o todo. A parte reflete o todo e o todo é contido na parte. Por isso, os tratamentos se desenvolvem em torno da pessoa e veem as partes como um reflexo da discórdia no todo. Mesmo quando as origens de uma doença não estão claras, uma pessoa pode ser tratada "constitucionalmente", de acordo com sua natureza natal. Qualquer coisa que se desvie dessa natureza é indicativa de desequilíbrio.

Se você encontrar um profissional ou livro que advogue o tratamento dos sintomas e não a constituição, saiba que isso não é Ayurveda, mas uma aberração do sistema-mãe original. O Ayurveda é com frequência chamado de mãe de todas as medicinas porque ele trata você como uma mãe amorosa, que toma conta de seus filhos em todos os níveis. O Ayurveda também recebe esse nome porque todos os sistemas médicos derivaram dele ou buscaram nele a fonte de conhecimento, incluindo a medicina moderna. Ele é um sistema tão vasto que fica difícil compreendê-lo. Entretanto, hoje, muitos profissionais adotam o nome Ayurveda, mas ainda o praticam de uma maneira mecânica.

Plantas têm sido usadas medicinalmente desde que os seres humanos existem na Terra. Elas são seguras? Realmente funcionam? As plantas medicinais são seguras se tomadas corretamente, mas representam risco quando seu emprego é inapropriado. As plantas funcionam muito bem para curar desequilíbrios básicos do metabolismo e do corpo, sendo, porém, menos eficazes no tratamento de doenças agudas que resultam de hábitos de vida incorretos e da ignorância (isto é, se a pessoa espera muito tempo para tratar desequilíbrios metabólicos no organismo).

Você não estará sendo realista se pensar que a medicina fitoterápica pode ser eficaz sem o apoio de seu estilo de vida e alimentação. Essa é provavelmente a principal razão pela qual a ciência médica atual tem sido tão malsucedida em usar remédios naturais tradicionais de uma maneira tradicional — uma vez que todo o contexto da vida deve auxiliar o tratamento com ervas. Por isso, médicos que adotaram uma abordagem "holística" no tratamento das doenças cardíacas, obesidade e outras doenças têm obtido resultados tão espantosos.

Se você não estiver disposta a assumir a responsabilidade e o poder que a acompanha, tomando-os em suas mãos, é melhor que continue sendo uma porcentagem. O tratamento com plantas raramente fará efeito se você não estiver disposta a criar um ambiente de vida que a fortaleça e apoie, no qual elas podem atuar. Foi o fato de cada um de nós ter falhado em ser responsável que levou à insatisfação geral com os profissionais médicos atualmente. Embora a indústria médica, como um todo, tenha contribuído para isso e desempenhado um importante papel, a responsabilidade por nossa própria saúde está em nossas mãos. Nós constantemente escolhemos entregar esse poder a outras pessoas que "sabem mais".

Ninguém conhece melhor o seu próprio corpo do que você. Quanto mais você prestar atenção nele, mais saberá. Se você deixar de ouvir o seu corpo, a qualquer momento isso fará com que uma doença apareça e resultará em sua perda de controle. Esse fato é do conhecimento de todos. Pergunte a qualquer mulher que tenha sido submetida a uma cirurgia importante porque ela disse "sim" devido ao medo e à ignorância. Cirurgias são a coisa mais invasiva que você pode ter feito ao seu corpo. Isso não significa que elas não tenham salvado muitas vidas. Uma cirurgia salvou meu braço; graças a ela, posso usá-lo hoje. Sem cirurgia eu teria apenas um braço.

O Ayurveda fornece um contexto total de vida que dá apoio à medicina fitoterápica. Se você testar as fórmulas tradicionais fora do sistema talvez não obtenha resultados muito bons. Contudo, é bastante improvável — *não, altamente improvável* — que um sistema de medicina continuasse a existir por mais de 5.000 anos *se ele não funcionasse*.

Se você está cansada de ser tratada como uma porcentagem pelas formas modernas de medicina, quer estas sejam mecânicas ou naturais, use o Ayurveda. Levei anos para compreender realmente que tudo é Ayurveda. Nada é bom ou mau. A vida, como um todo, está incluída no conhecimento ayurvédico. *Ayurveda é a ciência da compreensão da natureza das coisas.*

Quando o sistema inteiro do Ayurveda é usado, resultados fantásticos podem ser alcançados. O sistema aborda hábitos diários, nutrição, felicidade mental, relacionamentos, carreira, o espírito e, por fim, se necessário, a medicina. O Ayurveda encara a medicina como um último recurso, a ser utilizado se alguma coisa tiver ficado errada durante algum tempo, sem cuidados ou tiver sido ignorada. Esse é o caso, na verdade, para a maioria das pessoas. Quando fico doente é porque ignorei os sinais indicativos de que algum problema estava para ocorrer.

Outra questão de grande importância, decorrente da Revolução Industrial é que fomos incentivados a cortar a ligação com o nosso corpo. Esse é mais o resultado de uma visão puramente material do que um esforço consciente de qualquer segmento social. Como sociedade, perdemos contato com o nosso corpo e com o conhecimento de como cuidar dele no dia a dia. Isso se tornou mais crítico nos últimos 100 anos, à medida que a migração para as cidades acompanhou a perda da sabedoria tradicional. O Ayurveda conservou esse conhecimento.

Portanto, qual é a abordagem terapêutica do Ayurveda quando nos confrontamos com um sintoma recorrente ou constante, que chamamos de doença? Este usa uma ampla variedade de plantas e substâncias minerais para reequilibrar o organismo como um todo. O sintoma é uma preocupação secundária do ponto de vista ayurvédico. Os sintomas ou os patógenos poderiam não ter criado raízes no corpo se não houvesse um desequilíbrio mais profundo que tivesse propiciado um ambiente favorável. Desse modo, o Ayurveda está sempre interessado na origem da doença. Ele vê a raiz de todas as doenças como um desequilíbrio nos três humores ou doshas. O tratamento é estruturado em torno de sua constituição natal e de qualquer desequilíbrio que possa estar "cobrindo" ou "ocultando" essa constituição.

No Ocidente, ou não temos acesso aos preparados minerais tradicionalmente usados no Ayurveda ou eles são considerados "tóxicos" pela medicina moderna. Essa concepção nos faz questionar os métodos, as motivações e o financiamento de estudos cujas conclusões revelam que esses produtos "não são seguros", quando eles foram usados durante milhares de anos, sendo, ainda hoje, tomados com segurança em outras partes do mundo. De qualquer maneira, embora esses preparados minerais sejam seguros, eles também não estão disponíveis.

Assim, ficamos com o reino vegetal e com alguns preparados minerais modernos. Os únicos preparados minerais facilmente assimilados pelo organismo são aqueles produzidos pelo sistema homeopático. Esses preparados tendem a manter o ingrediente original intacto, apresentando-o, contudo, sob uma forma capaz de ser usada efetivamente pelo corpo. Eu uso frequentemente esses preparados em minha prática.

O reino vegetal pode e nos proporciona muitos remédios que nos ajudam a equilibrar e a manter a saúde. Isso suscita uma pergunta: por que, já que as plantas e as ervas medicinais são tão eficazes, estudos científicos modernos mostram, muitas vezes, seu efeito como sendo limitado ou insatisfatório? Por que essas substâncias são, com frequência, inconstantes em seu efeito? E o mais importante, quais são os seus efeitos colaterais? Sabemos, atualmente, ser praticamente impossível para a ciência conhecer os efeitos multidimensionais de qualquer matéria que entra no organismo (como uma barra de chocolate que é composta de produtos sintéticos) devido às substâncias químicas presentes e à complexidade do metabolismo. Por que, então, medicamentos à base de plantas são mais seguros que os sintéticos?

Já abordei a resposta à primeira pergunta. Remédios de plantas precisam ser usados num contexto favorável, física e mentalmente. Eles também atuam mais eficazmente num nível mais profundo do corpo, equilibrando a função metabólica, e não em sintomas agudos (embora quando administrados corretamente podem ser igualmente eficazes no tratamento de sintomas agudos).

A segunda pergunta está relacionada com os modernos procedimentos de teste e com a prática usual de se usar um extrato da planta e não a planta toda, de modo a se obter uma quantidade mensurável para analisar. Isso é muito limitante porque uma planta ou erva pode ter vinte "ingredientes ativos" diferentes e centenas de ingredientes "inertes". A interação dessas diferentes substâncias dentro de qualquer planta não é realmente conhecida, assim como o efeito de sua totalidade em qualquer outro organismo, simplesmente porque não há uma maneira de avaliá-lo. Ele é demasiadamente complexo. Infelizmente, um número muito pequeno de estudos clínicos foi realizado utilizando-se a planta toda ou uma mistura de plantas (fora da Índia e da China). Por isso, só nos restam os usos tradicionais de plantas como nosso guia terapêutico. A medicina moderna basicamente extrai um ingrediente e o compara com o uso tradicional da planta, o que irá, evidentemente, dar resultados amplamente diferentes. Em geral, herboristas não conseguem financiar estudos de bilhões de dólares, de maneira que parece improvável esse estado de coisas mudar num futuro próximo.

Quanto à questão dos efeitos secundários, há muitos, porém eles tendem a ser favoráveis e não destrutivos. Por exemplo, uma erva pode ter o efeito de purificar o organismo de toxinas (oxigenando-o), mas talvez também tenha o efeito secundário de promover a função hepática e aumentar a síntese de vitamina B_{12}. O problema real ao se empregar ervas é que elas são tão bem equilibradas e têm tantos efeitos que sua indicação pode ser excessivamente abrangente.

Para resumir, o mais importante é saber: O seu corpo é capaz de processar eficientemente remédios de ervas? A resposta é enfaticamente — sim! As plantas não prejudicam a digestão (quando ingeridas corretamente) nem agridem sua função metabólica de uma maneira invasiva. Esta discussão está, obviamente, limitada ao uso de plantas medicinais e não a narcóticos como ópio, maconha e outros. Não quero dizer que essas plantas sejam destituídas de valor, mas elas não são o foco desta discussão e se destinam a uma aplicação estritamente médica, sob os cuidados de um herborista médico altamente treinado.

É útil observar que hormônios não existem em plantas. Há fito (significando "planta") esteroides que formam a base para a produção de muitos hormônios humanos. Estes em geral atuam como hormônios no corpo. Existem pelo menos 57 fitoesteroides conhecidos. Eles são encontrados em alimentos e em ervas. Suas principais fontes são os óleos, grãos integrais, castanhas e sementes. Uma observação interessante é que o Ayurveda tem uma longa história de emprego de óleo de gergelim para controlar vata e nutrir o corpo. Ele é especialmente usado em casos de fraqueza e rejuvenescimento.

A Mãe Natureza nos dá remédios que não somente favorecem a nossa função metabólica, mas também atuam no sentido de corrigi-la quando necessário. Essas substâncias são facilmente eliminadas pelo organismo se não forem usadas ou desejadas. Elas não criam deficiências de outros nutrientes no corpo. Apenas se houver abuso irão desequilibrar os sistemas nervoso e endócrino. Constituem "remédios integrais" e oferecem não apenas substâncias químicas específicas, mas também apoio nutricional, por intermédio de uma ampla variedade de vitaminas e minerais — algo que muitos de nós têm que usar como suplemento em nossa alimentação porque não comemos alimentos e vegetais em seu estado natural. As ervas oferecem um amplo espectro de ingredientes, tanto ativos quanto inativos, que são apoiados por um equilíbrio natural de minerais e vitaminas, os quais ajudam na absorção e assimilação desses ingredientes.

O Ayurveda supera o problema do uso e ações variadas das ervas, misturando-as em fórmulas. Por meio desse método, os profissionais têm condições de visar mais eficientemente a uma reação terapêutica específica. Além disso, são capazes de abordar problemas menores ou secundários que podem estar contribuindo para o desequilíbrio ou doença. É ainda possível efetivamente aumentar a capacidade digestiva e a assimilação ao mesmo tempo, o que resulta numa melhor ação terapêutica e suporte nutricional.

Pelo emprego de métodos de formulação tradicionais, podemos abordar uma extensa lista de problemas e corrigir muitas questões de saúde. Esses métodos nos permitem também ter como objetivo a raiz da doença, a qual pode parecer vaga e insubstancial para o médico moderno, por estar relacionada com o metabolismo ou com a imunidade e não com a função de um órgão ou com patógenos. Em essência, é clinicamente impossível avaliar e monitorar o uso correto de uma fórmula de ervas pelos meios científicos modernos. Entretanto, ela pode oferecer um tratamento abrangente para um ser humano.

Parte Dois

Tratamentos Ayurvédicos

Capítulo Sete

O Método Ayurvédico

> Ela não é um objeto a ser percebido ou descrito; como, então, eu lhe falarei sobre Ela? Você conhecerá a Mãe somente se conhecer o Eu.
>
> — Tripura Rahasya

Esta seção *não* visa ao tratamento de doenças perigosas, que ameaçam a vida. *Não* se propõe a tratar moléstias ainda não diagnosticadas. Se você não souber o que está ocorrendo com o seu corpo, procure primeiro ajuda profissional para determinar a natureza da perturbação e depois estude suas opções. Alguns problemas ginecológicos podem trazer sérias consequências à sua saúde no decorrer do tempo. Um livro não substitui a presença física de um especialista. Entretanto, um livro poderá ajudá-la a explorar suas opções, uma vez que você saiba o que está enfrentando — esse é o propósito desta seção — não fazer diagnósticos, mas oferecer a minha experiência no tratamento de certos tipos de problemas, usando o sistema ayurvédico.

Deve-se compreender claramente que a abordagem aqui apresentada estará orientada basicamente no sentido de equilibrar a constituição e o metabolismo. O efeito disso é a saúde, com o passar do tempo, e a eliminação de uma variedade de sintomas. Enquanto as doenças são apresentadas de acordo com categorias, os tratamentos propostos não se ocupam dos sintomas, mas têm por objetivo corrigir o desequilíbrio metabólico que comumente está por trás da doença.

Com uma abordagem tão geral, a eficácia das fórmulas se torna questionável. Minha experiência clínica mostra que, pelo uso de fórmulas básicas, específicas para a constituição, chega-se a esperar um índice de 70 a 80% de sucesso. Em meu próprio trabalho consigo um índice mais elevado porque tenho condições de adaptar as fórmulas básicas para que as mesmas correspondam mais precisamente às necessidades de uma pessoa em particular.

Antes de passar aos tratamentos, seria útil dizer algumas palavras sobre a utilização de ervas pelo Ayurveda e sobre a minha própria experiência com elas. O sistema médico ayurvédico usa uma ampla variedade de preparados medicinais. Os métodos tradicionais mudam de acordo com a constituição, o tipo de doença, seu local, a seriedade da moléstia e as características pessoais (idade, estado mental e força). Depois de se considerar todos esses fatores, pode-se escolher um método de preparação e administração. O Ayurveda utiliza a seiva, as partes aéreas e as raízes das plantas, dependendo do tratamento e dos fatores mencionados acima.

No presente livro apresento somente uma abordagem básica da utilização de plantas, que é primariamente eficaz na correção de desequilíbrios crônicos dos sistemas digestivo, nervoso e endócrino — a função metabólica geral do corpo. Concentro-me no emprego de plantas trituradas, raízes, frutos, sementes e, ocasionalmente, flores. Fiz isso por muitas razões. A maior parte das minhas clientes me procura devido a problemas crônicos que tentaram tratar por outros métodos ou que ignoraram até que os mesmos já estivessem afetando sua constituição. A disponibilidade de plantas verdes e a minha habilidade de misturar diferentes partes, o que não é possível com outras formas de preparação, foram igualmente consideradas. O efeito terapêutico também é mais forte se efetivamente se ingerir a planta toda pulverizada em vez de se tomar um chá ou extrato dela.

Devido aos elementos que são peculiares a cada tipo de preparado, as tinturas são usadas com melhor efeito para corrigir problemas agudos, que necessitam de atenção imediata, os chás são melhores para a manutenção da saúde e os pós se mostram mais eficazes para nutrir ou para alterar perturbações profundas e crônicas. As tinturas agem rapidamente, uma vez que são compostas fundamentalmente de éter e ar (vata). Sua ação é rápida, mas com o tempo tendem a desequilibrar vata. A vantagem das tinturas é que elas permanecem frescas por um longo tempo e não sofrem alterações quando guardadas. No processo de prepará-las, contudo, alguns dos princípios inertes ou ativos da planta podem não ser extraídos. As tinturas são geralmente fáceis de usar, de misturar e de dosar, sendo, por isso, adotadas por muitos herboristas.

Os chás, infusões (a imersão de folhas ou flores em água fervente durante vinte minutos) ou decocções (a fervura de raízes ou caules em água até que o líquido seja reduzido pela metade) são brandos e não extraem todos os princípios ativos das plantas. Alguns dos componentes inertes ou ativos podem não ser extraídos. A preparação dos chás consome tempo e estes podem ser menos eficazes se não estiverem frescos ou se contiverem uma quantidade insuficiente da planta sendo usada para o tratamento. Os chás geralmente se relacionam com os elementos água e fogo (a água também é capaz de conter ar e éter), dependendo das plantas empregadas. As doses são mais difíceis de regular porque a quantidade da planta para fazer o chá raramente é pesada, sendo, portanto, subjetiva.

Comprimidos são outra opção. Eles são melhores do meu ponto de vista porque contêm, ou assim se espera, a parte da planta com qualidades medicinais, ao mesmo tempo em que excipientes — as substâncias que unem a base (princípio ativo) ao veículo para manter o formato de pílula. Os excipientes atualmente usados são em geral sacarose (uma forma natural de açúcar), a goma de uma árvore (acácia) e amido de batata. O melhor é usar esses produtos intactos, sem excesso de processamento, porque isso pode torná-los difíceis de digerir. Em si e por si mesmos eles são considerados inertes. Os comprimidos também contêm talco e estearato de magnésio. Estes são necessários para impedir que os comprimidos grudem aos moldes nos quais são formados. Eles estão presentes em quantidades mínimas, e são julgados completamente seguros. Eu, entretanto, tenho uma mente que questiona e me pergunto qual será o efeito desses produtos depois de algum tempo. Prefiro os pós.

Devido ao meu esquema de viagens pela Europa e à diversidade de locais nos quais trabalho, acho mais prático mandar preparar as minhas fórmulas nas farmácias de cada país. Com isso, certifico-me de que são recém-preparadas, têm alta qualidade e podem ser enviadas diretamente ao paciente. Uma vez que trabalho em toda a Europa e Inglaterra, isso também faz com que eu não precise carregar comigo grande quantidades de plantas ou tinturas e pós de plantas. Naturalmente, aquela que não tenho será a que preciso para um paciente. Se, por um lado, essa prática pode não ser conveniente para alguns profissionais, ela funciona muito bem quando uma pessoa faz, ela mesma, o tratamento. Entretanto, se possível, é sempre melhor preparar suas próprias fórmulas.

Nos primeiros anos de minha atividade profissional tentei usar fórmulas prontas. Descobri que elas são com frequência insatisfatórias, não devido a qualquer falha na fórmula vendida, mas porque elas raramente (ou nunca) atendem às necessidades individuais do paciente. Embora a ideia geral a respeito das fórmulas preparadas em farmácias seja a de que você pode misturá-las e combiná-las para que se tornem adequadas aos problemas do seu paciente, percebi que esse método poucas vezes correspondia ao poder aquisitivo do meu paciente. Nem a perspectiva de tomar dez diferentes comprimidos duas ou três vezes por dia era muito agradável.

Quando comecei a mandar preparar regularmente fórmulas específicas para os meus pacientes, o índice de sucesso com os tratamentos melhorou significativamente. Isso também permitiu ao paciente usar plantas frescas e diminuiu o custo do tratamento. A desvantagem era que fórmulas em pós geralmente não são muito palatáveis, o que representa um problema para algumas pessoas (normalmente aquelas que mais iriam se beneficiar com a efetiva *gustação* de sabores amargos). Essa situação foi facilmente resolvida quando pedi ao herborista ou farmacêutico que colocasse os pós em cápsulas de origem vegetal — "Cápsulas Vegetais" como são chamadas na indústria. As doses para pós variam entre 4 e 8 gramas por dia. Os pós têm vida curta nas prateleiras e precisam ser acondicionados corretamente (isto é, em recipientes de vidro bem vedados — que não deixam entrar ar — e num local escuro — como num armário). Eles duram por um período entre três e doze meses.

A utilização da planta inteira produz um efeito muito eficaz na correção de desequilíbrios crônicos dos doshas (humores), na desintoxicação do trato intestinal, na correção da digestão, no fortalecimento do sistema nervoso, no equilíbrio do sistema endócrino e na associação de todas essas ações se necessário. Ingerir todas as partes da planta permite às enzimas digestivas naturais do organismo se decomporem e assimilarem os numerosos componentes ativos e inativos de uma determinada planta. Esse é o melhor método para uso prolongado, uma vez que plantas pulverizadas são compostas dos elementos água e terra — os elementos básicos do corpo.

Essa abordagem não foi ainda pesquisada pela medicina moderna sob nenhum aspecto. Ela é, entretanto, a base da farmacologia ayurvédica e chinesa, os dois sistemas médicos mais antigos existentes. É por essa razão que sigo as regras desses dois sistemas em minhas próprias formulações.

Outro ponto a ser compreendido sobre o uso de ervas trituradas é que elas devem ter *qualidade medicinal*. Isso não significa um pó que você moeu em sua máquina de moer café. Os pós medicinais são muito finos e não têm pedaços ou partículas grossas que o façam engasgar. Na Índia os pós são moídos e peneirados diversas vezes, usando-se um tecido. As sobras podem ser utilizadas para fazer chá. É muito mais prático comprar as plantas já sob a forma de pós ou pedir ao seu herborista que as triture. Essa é decididamente uma desvantagem, mas o resultado compensa o trabalho.

Se não houver outra pessoa para moer as plantas, você poderá usar uma máquina de moer café e uma peneira para peneirar a mistura. Esteja preparada para passar algumas horas moendo sua fórmula. É muito importante não deixar que a máquina superaqueça as ervas, uma vez que isso irá remover óleos voláteis valiosos.

As doses de fórmulas em pó variam entre 2 e 4 gramas, duas vezes ao dia, ou 4 a 8 gramas no total, diariamente. Uma colher rasa de chá contém cerca de 2 gramas (dependendo das partes das plantas usadas, já que raízes são mais pesadas que folhas), uma colher de chá mal cheia contém cerca de 3 gramas e uma colher de chá cheia fica entre 3,5 e 4,5, conforme o pó. Portanto, uma colher de chá "média" comporta aproximadamente 3 gramas.

Não irei abordar as qualidades medicinais das plantas listadas ou fornecer a energética ayurvédica. Se essas informações forem necessárias ou de interesse para você, elas serão facilmente encontradas no clássico *Yoga of Herbs*,* dos drs. Frawley e Lad, sendo complementadas por dois livros clássicos de Michael Tierra, *Planetary Herbology* e *The Way of Herbs*.** Esses trabalhos influenciaram significativamente o meu uso de ervas. Na verdade, esses estudiosos são meus professores e, num certo sentido, o meu trabalho é simplesmente uma adaptação pessoal dos fundamentos inovadores dos estudos deles. Seus livros podem ser usados como fonte de todas as informações apresentadas neste livro a respeito de ervas e plantas em geral.

Para formular uma combinação de plantas, utilizo uma ou várias plantas para compor a ação primária da fórmula. Depois, uso uma ou várias plantas para suplementar ou sustentar essa ação. Essas plantas de apoio também podem tratar outras questões secundárias no corpo. A seguir, adiciono ervas digestivas, que aumentam o poder total da digestão e ajudam o corpo a assimilar a fórmula. Junto com as ervas digestivas, tento

---

* Dr. David Frawley e dr. Vasant Lad, *The Yoga of Herbs* (Twin Lakes, WI: Lotus Press, 1986).
** Michael Tierra, *Planetary Herbology* (Twin Lakes, WI: Lotus Press, 1998) e *The Way of Herbs* (Nova York: Pocket Books, 1980).

me certificar de que um dos ingredientes auxilia na eliminação de toxinas, as quais poderão ser liberadas pela ação das ervas básicas e de respaldo. Muitas vezes adiciono uma planta protetora ou harmonizadora para equilibrar a direção principal da fórmula. Em geral, acrescento um estimulante à fórmula para elevar a sua potência — pó de gengibre para vata e kapha ou canela para pitta porque são fáceis de obter.

As minhas fórmulas, portanto, consistem de diversos mecanismos:

Ação primária;
Ação de apoio;
Ação de eliminação;
Ação protetora ou harmonizadora;
Ação digestiva;
Ação estimulante.

Um ingrediente poderá favorecer várias dessas ações. Não é necessário acrescentar uma erva para cada uma delas.

Nas fórmulas apresentadas na Tabela 4 e nas que se seguem você encontrará um número em frente de cada uma das ervas. Isso indica a proporção da erva na fórmula. Aplico esse método em vez de citar o número de gramas porque ele é mais flexível para o cálculo da quantidade que você quer fazer. A maior parte das farmácias ou dos herboristas está familiarizada com o método.

Tabela 4. Amostra de uma Fórmula de um Pó Medicinal

Dosha	Erva (Proporção)	Parte da Planta	Efeito no Metabolismo	Efeito no Dosha
Kapha	(3) Angélica	raiz	quente	+P
	(2) Agnocasto	semente	quente	+P
	(2) Poejo	planta	quente	+P (moderado)
	(2) Acariçoba	planta	frio	=VPK
	(1) Feno-grego	semente	quente	+P
	(1) Cominho	semente	frio	=VPK
	(1) Gengibre	raiz	quente	+P

No exemplo apresentado na Tabela 4 a erva principal é angélica (3); a seguir, três ervas de apoio são adicionadas (2), além de três plantas digestivas e estimulantes (1). Se você somar todos os números entre parênteses, seu total será 12. Agora decida a quantidade de pó que deseja — talvez 300 gramas, suficientes para seis a oito semanas, dependendo da dose. Divida 300 por 12 (o total da fórmula) e você terá 25. Isso significa que haverá 75 gramas (25 × 3) de angélica, 50 gramas de cada uma das ervas auxiliares (25 × 2) e 25 gramas de cada uma das ervas digestivas e condimentos (25 × 1). Se preferir um total de 600 gramas, divida 600 por 12 e obterá uma unidade de 50 em vez de 25, de modo que a quantidade de cada ingrediente seria duplicada.

Embora possa parecer confuso para algumas pessoas (é confuso para mim, pois sou terrível em matemática!) esse método é, na verdade, muito melhor porque lhe dá total liberdade para decidir quanto pó você quer adquirir num determinado momento. Se tudo for dado em gramas, torna-se cansativo calcular diferentes quantidades. O melhor é nunca comprar mais do que aquilo que pode usar num período de seis meses. Se você tiver fácil acesso às ervas, um período de três meses será ainda mais vantajoso, porque elas permanecerão mais frescas.

Se o seu orçamento for limitado, compre as ervas mensalmente. Em média, uma fórmula irá custar entre 10 e 25 dólares por mês, dependendo do tipo e da quantidade de ervas que ela contiver.

A Tabela 4 também traz a classificação de cada erva, o tipo constitucional que a fórmula ajuda, a quantidade da erva, seu nome comum (os nomes latinos são apresentados no Apêndice 4), a parte da planta usada; mostra ainda se ela estimula o metabolismo (quente) ou diminui a função metabólica (fria), e o efeito que exerce nos doshas. A letra apresentada na última coluna indica o humor que será afetado pelo uso da planta em si e não o efeito total da fórmula. Cada fórmula é criada para equilibrar o humor para o qual é indicada. A Tabela 4 mostra uma fórmula para kapha. Portanto, ela será apropriada para equilibrar mulheres kapha.

Os tipos duplos poderão usar a fórmula que corresponde à parte de sua constituição que está sendo afetada no momento. Por exemplo, se você for um tipo pitta/vata e estiver experimentando problemas de nervosismo (vata), além de outros sintomas, escolha a fórmula para vata. Ou se estiver tendo inflamações dermatológicas (pitta), com os mesmos sintomas, opte pela fórmula para pitta. É difícil escolher qualquer fórmula "já pronta". As que apresento podem ser usadas como um guia para adaptar uma fórmula correta para a sua constituição. Nesse aspecto, o livro *Yoga of Herbs* torna-se indispensável.

O Ayurveda emprega esse método básico para compor fórmulas por ter sido observado que a utilização de várias plantas com uma ação semelhante traz melhores resultados que o uso de qualquer uma dessas mesmas plantas isoladamente. Essa é uma ciência e, como tal, exige muito estudo e prática para ser aperfeiçoada. As fórmulas que apresento neste livro são fórmulas básicas, que podem ser desenvolvidas ou expandidas. Elas também representam a minha abordagem e podem não ser adequadas para outros especialistas. Obtive excelentes resultados na maioria dos casos. *É de fundamental importância questionar quem está tomando a fórmula e se essa pessoa tem condições de digeri-la, assimilá-la e usá-la por tempo prolongado.* Esse questionamento também é essencial para pessoas que fazem seu próprio tratamento. Coloquei condimentos digestivos em cada uma das fórmulas para atender a esse requisito.

Deve-se observar que trabalho com várias exceções no que diz respeito às ervas. Por exemplo, uso a variedade europeia e norte-americana de angélica no livro todo, em vez da variedade chinesa dong quai. Tenho empregado angélica com bastante sucesso na Europa, onde dong quai não se encontra disponível ou tem um custo muito alto. Se você tiver acesso à raiz de dong quai que tenha sido pulverizada (ou se sua casa de ervas puder fazê-lo para você) ela é melhor para uso prolongado do que a angélica normal. A variedade chinesa tem mais propriedades tônicas e acredita-se que rejuvenesça os órgãos reprodutores. Foi demonstrado que a angélica europeia tem efeitos estrogênicos, enquanto que a dong quai não revelou essas qualidades. Observe ainda que usei bérberis como raiz. Com muita frequência ela é comercializada como uma combinação de raiz/casca, sendo que seu uso não tem contraindicações. Qualquer uma delas pode ser usada, de acordo com a disponibilidade.

Chamo a atenção para o fato de que o uso interno de uma planta, citada diversas vezes neste livro, é restrito nos Estados Unidos — raiz de cálamo. Essa restrição não está em vigência na Europa continental ou no Reino Unido. Se ingerida em pequenas quantidades, especialmente em conjunto com raiz de valeriana, ela é o melhor tônico para os nervos e combinação para equilibrar o aspecto nervoso do dosha vata. Seu emprego contínuo na Ásia há milhares de anos poderia fornecer uma base substancial para uma revisão, pelo FDA, nos Estados Unidos, de seu uso médico interno, em pequenas quantidades, em fórmulas compostas. Depois de lidar com ela durante anos na Europa, ainda não recebi nenhuma queixa de qualquer efeito colateral negativo. Pelo contrário. A indicação do cálamo neste livro não justifica seu emprego nem transgride as decisões do FDA. Simplesmente reconhece o conhecimento ayurvédico de sua aplicação tradicional e a minha própria experiência clínica na Europa.

Capítulo Oito

Depressão

O esforço no sentido da Realização é como a tentativa feita por uma pessoa de pisar na sombra projetada por sua cabeça. O esforço sempre a fará recuar.

— Tripura Rahasya

Depressão é um termo genérico, que se tornou tão amplo a ponto de perder o significado — isto é, a menos, evidentemente, que você esteja deprimida! Existem duas claras classificações da depressão: a bioquímica e a mental.

A depressão bioquímica envolve o sistema endócrino, do qual falamos anteriormente, e está relacionada com desequilíbrios de vata. Essa categoria poderia ser chamada de doença, uma vez que constitui simplesmente um desequilíbrio na função endócrina a qual, como sabemos, afeta todo o corpo/estado mental. As ervas atuam na correção desse desequilíbrio bastante facilmente. Pessoalmente, eu mal considero esse tipo de depressão como em enfermidade, mas sim como falta de conhecimento das funções e sinais do corpo. Isso será esclarecido mais tarde. A depressão de origem mental, contudo, pode se tornar uma doença se não for tratada; porém, na realidade é também uma questão de ignorância.

Para compreender a depressão de uma perspectiva mental, é necessário saber como a mente, as emoções e os sentimentos funcionam. A falta de conhecimento sobre o funcionamento de nossa mente é chamada ignorância. Sem esse conhecimento, o termo genérico "depressão" não pode ser compreendido nem a doença eliminada. A percepção ayurvédica da mente tem suas origens nos tempos védicos, há mais de 7.000 anos. Grande parte das informações contidas neste livro vem dos Upanishads, escrituras antigas que se encontram no final dos Vedas (livros de sabedoria).

A perspectiva védica é especialmente interessante por duas razões: os sábios que perceberam os processos mentais eram capazes de se dissociar completamente deles e, por isso, tiveram uma visão realmente objetiva de suas funções; e essa perspectiva funciona.

O erro fundamental que as pessoas cometem é deixar de considerar como a mente funciona. Assim, tornam-se vítimas de pensamentos, estados emocionais e sentimentos que são transitórios. Esses objetos passageiros — pensamentos, emoções e sentimentos — são apenas isso: passageiros. Eles passam pelo campo da percepção consciente num fluxo contínuo. Uma coisa é certa sobre a função mental — ela está sempre mudando.

Isso é facilmente observável. Pegue qualquer pensamento que esteja passando por sua mente — os sapatos novos que você viu numa vitrine esta manhã — e tente segurá-lo. Não pense em mais nada a não ser nos sapatos novos. Logo, esse pensamento será substituído por outro (ele já passou?). Seu estômago irá protestar, você pensará numa bolsa que combine com o par de sapatos que viu, seu filho a chamará ou outro pensamento irá passar por sua mente.

De acordo com a concepção ayurvédica, "mente" compreende pensar (movimento do pensamento), raciocínio intelectual, memória, emoções e sentimentos. Na psicologia ayurvédica, cada um desses aspectos recebe um nome específico, porém todos funcionam em conjunto e, por isso podem simplesmente ser chamados de "mente". É interessante observar que as emoções e os sentimentos são considerados intrínsecos à função mental, a ponto de não serem classificados como sendo separados dos processos mentais. Por que isso ocorre?

O que é que percebe a emoção ou o sentimento? Quando você afirma: "Estou deprimida", o que é que se torna consciente desse estado? Quando diz: "Sinto-me mal" ou "Sinto-me bem" o que é que contém uma percepção desses estados transitórios? Da mesma maneira, o que é que compreende o pensamento que está passando sobre o novo par de sapatos? Ou o estômago fazendo barulho? Ou as necessidades de seu filho? Algum processo ocorre que não é apenas consciente, mas também percebe aquilo que está passando — seja um pensamento, emoção ou sentimento. Nós chamamos esse funcionamento total de "mente" ou "campo mental" no Ayurveda.

Normalmente não questionamos aquilo que passa através desse campo mental ou mente. Percebemos vagamente os pensamentos ou emoções que cruzam esse campo de percepção consciente. Ocasionalmente, mantemos um pensamento e o seguimos até que ele se desvaneça. A percepção mental é, com frequência, tão vaga que as pessoas em geral não percebem que não existe uma corrente contínua de pensamentos, mas, sim, muitos pensamentos individuais diferentes, que passam separadamente. A Figura 1 mostra como as pessoas normalmente consideram sua mente.

A linha grossa e longa que está passando através do campo mental (representado pela cabeça vazia) indica como vemos a mente. Tudo que percebemos é a transferência aparentemente sólida e espessa de pensamentos, que agrupamos. A Figura 2 indica, contudo, que, na verdade, essa massa sólida de pensamentos nada mais é que um grande número de pensamentos distintos ou emoções passando pelo campo com muita velocidade. Verifique isso por você mesma agora. Tome um pensamento e segure-o. Deixe-o passar e pegue outro. Faça isso repetidas vezes. Você consegue ver que não existe realmente algo como "pensar", mas que o processo de "pensar" é composto de muitos objetos distintos, os pensamentos, cada um diferente do outro?

A depressão, de acordo com essa explicação, ocorre quando um pensamento (ou uma emoção) é escolhido, ficando depois preso no campo mental, sem que possamos nos libertar de sua influência. Ele permanece no interior da mente, girando, até ficarmos extremamente irritados, tensos, deprimidos ou termos um esgotamento nervoso. A Figura 3 ilustra esse ponto. Todas as perturbações mentais resultam de prendermos um pensamento único, emoção ou sentimento e continuarmos nos relacionando com ele. Isso impede o fluxo natural de pensamentos através do campo mental.

O que também se torna aparente nessas figuras é que você tem escolha. Pode selecionar qualquer pensamento que quiser. Faça um teste. É verdade? Verifique. Você tem condições de escolher e depois soltar qualquer pensamento que esteja passando por seu campo mental de percepção? Quando tiver confirmado esse fato, terá se tornado mais forte.

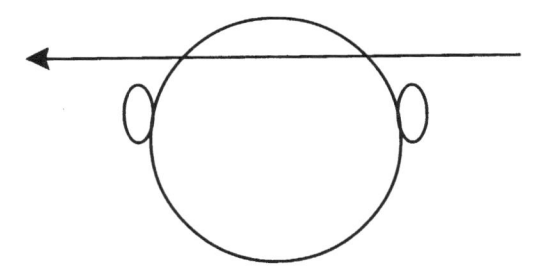

Figura 1. O processo de pensar, como ele é comumente percebido.

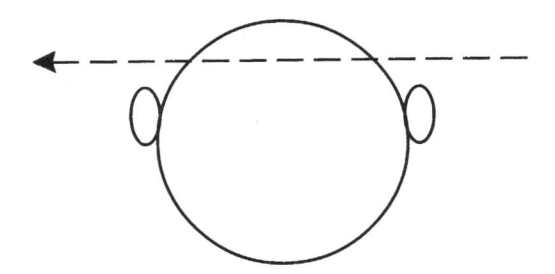

Figura 2. O processo de pensar, como ele é visto pelo Ayurveda.

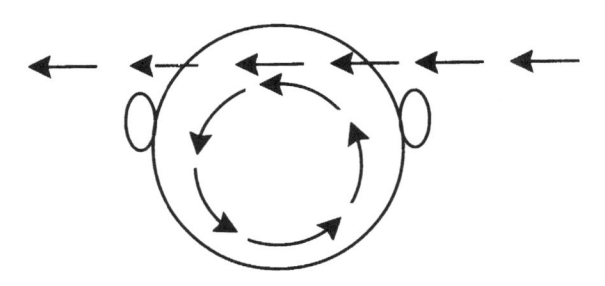

Figura 3. Depressão, de acordo com a perspectiva ayurvédica.

Você terá subitamente se tornado a vencedora quando segundos antes era a escrava. Essa drástica inversão em termos de poder resulta de uma pequena, porém essencial mudança. Agora você tem o poder de escolher. Sempre teve esse poder, mas estava apenas vagamente consciente dele ou talvez nunca tenha percebido a sua existência. A falta de percepção dessa escolha a escraviza, prendendo-a a qualquer coisa que passa por sua mente, boa ou má, alegre ou deprimente. A escolha lhe permite mudar sua vida, assumir o controle de sua mente e emoções.

A maneira de fazê-lo irá depender de suas afinidades pessoais. Por que o pensamento do novo par de sapatos ocupou o seu campo mental em vez do pensamento de uma nova motocicleta? (Talvez você quisesse novas botas para acompanhar a sua motocicleta!) Cada pessoa tem diferentes afinidades e sentem certas atrações. As afinidades provocam determinados sentimentos, emoções e pensamentos, a serem selecionados pela consciência.

Suas afinidades podem ser de dois tipos. O primeiro e mais perturbador tipo de afinidade tem origem no comportamento condicionado — aquilo que aprendemos com a sociedade, a família e os amigos. O segundo vem de impressões latentes, que são ou genéticas ou foram trazidas de encarnações anteriores. Na verdade, ambos os tipos são chamados de impressões latentes no Ayurveda, o qual usa dois termos diferentes para distingui-las entre si. *Samskaras* são afinidades condicionadas, adquiridas nesta vida, e *vasanas* são as impressões inerentes ao ser humano.

Exemplos das primeiras são claros: meninas usam rosa, meninos usam azul. Coisas tolas como essa (a menos que você goste de usar cor-de-rosa) são incutidas em nós antes de conseguirmos ouvir ou falar. "Moças gostam de roupas e rapazes, de carros." "Você não é inteligente." "Você é muito esperta." "Você é bonita, mas tão lenta para..." Assim, somos condicionados, para o melhor ou para o pior.

O outro tipo de afinidade não é tão óbvio e os psicólogos modernos não têm nenhum conhecimento dele. As vasanas são muito profundas e se encontram na mente inconsciente e subconsciente. A vasana principal é, na realidade, a fonte da própria mente e também da mente inconsciente e subconsciente. A vasana primária é: "Estou limitado ao corpo." Isso dá origem à toda função física e mental. As vasanas das quais somos semiconscientes são as que nos impulsionam através da vida, transformando-nos em advogados, escritores, artistas ou donas de casa. Essas são forças poderosas e profundas, que podem ser vistas apenas como afinidades primordiais que nos atraem para diferentes carreiras, pessoas e ideais.

Para simplificar, esses dois tipos diferentes de afinidade são o que nos conecta com os pensamentos e emoções que passam por nosso campo mental. Aqui é onde os problemas começam e onde temos que afirmar a nossa escolha.

Nem pensamentos nem emoções são problemáticos, mas o relacionamento que temos com eles pode ser. Esses relacionamentos se devem a afinidades que resultam do comportamento condicionado e de fontes primitivas profundas. A estratégia aqui é a pessoa não se deter na razão dessas afinidades. Deve deixar essa reflexão para o campo da psicoterapia e da psicologia. Ela é útil até certo ponto, mas limitada quanto a nos proporcionar paz de espírito. Ela serve para nos ajudar a compreender as fontes e as causas dos condicionamentos. Isso, entretanto, raramente irá trazer paz e contentamento, segundo o Ayurveda.

Um exemplo será útil. Uma mulher comenta: "Fico deprimida todas as vezes que meu companheiro se torna emocionalmente agressivo. Essa situação me magoa, mas sou incapaz de expressar minha mágoa. Sinto também que a agressão não se justifica, o que aumenta a minha frustração. Como sou incapaz que expressar esses sentimentos acabo me sentindo deprimida."

Nesse exemplo a depressão é claramente o resultado de dois fatores, os quais provêm do comportamento condicionado. Ela aprendeu com os pais e com a família não somente a aceitar a agressão emocional, mas também a não expressar o que sente em relação a essa agressão. Para complicar as coisas, foi ensinada a interiorizar os sentimentos até ficar deprimida pela situação toda. Tudo isso é comportamento condicionado.

Em vez de gastar dinheiro com o correio para poder escrever cartas de ódio aos seus pais — o que pode ser útil num nível inicial, desde que você não envie as cartas — por que não atacar a raiz do problema? Segundo o Ayurveda, em vez de perder muito tempo e dinheiro com questões superficiais, por que não ir diretamente ao ponto principal, isto é, cortar o vínculo com o comportamento condicionado que cria a afinidade?

Sou o primeiro a admitir que esse método não é fácil. Ele não vem numa caixa, ao conteúdo da qual você precisa apenas adicionar água. Também sou o primeiro a atestar sua eficiência. Sou grato pelos anos que passei fazendo terapia; contudo, estou agudamente consciente das limitações da terapia no sentido de me proporcionar paz — de eliminar a depressão. O método do Ayurveda funciona. Com tempo e paciência, porque temos que reaprender ou mudar a maneira habitual, que nos ensinaram, de lidar com as coisas.

É necessário compreender um outro ponto antes que o quadro ayurvédico total forme um padrão ordenado e inteligível. Vimos que temos escolha, porém o que é essa escolha? Meu mestre a colocou em palavras muito simples e é seu conselho que ainda sigo depois de anos. Pergunte a você mesma se essa atividade, pensamento, emoção, seja o que for, lhe traz paz. Ou lhe causa infelicidade e perturbação? Quando nos questionamos dessa maneira, as coisas se tornam muito simples — um pensamento lhe traz paz ou perturbação mental. Uma emoção a acalma ou é perturbadora. Uma atividade lhe proporciona um sentido de realização ou insatisfação.

Temos o poder de escolher paz em nossa vida e temos o poder de escolher a infelicidade. Frequentemente somos condicionados a escolher a infelicidade. Por isso, devemos mudar o nosso condicionamento ou hábitos mentais. Isso exige algum esforço e tempo, mas vale infinitamente a pena.

A paz nos chega quando eliminamos as atividades que a perturbam ou a impedem de se manifestar. Portanto, fica claro que, pela simples eliminação de pensamentos, emoções ou atividades que nos perturbam, podemos encontrar a felicidade e eliminar estados emocionais como a depressão.

Por exemplo, outra mulher diz: "Fico deprimida porque estou sozinha e não tenho ninguém que me ame. A sensação de isolamento é deprimente para mim. Depois de alguns anos o padrão se torna claro: quando penso a respeito disso entro em depressão durante várias semanas. O hábito se evidencia e percebo que ele é destrutivo; entretanto, eu o mantenho."

Para romper esse padrão, primeiro identifique o pensamento que inicia sua interação com ele — "ninguém me ama". Quando o pensamento "ninguém me ama" surgir em seu campo mental e você se tornar consciente dele, esse será um momento crucial. Você terá um instante durante o qual poderá optar por deixar que ele saia de sua mente com os outros pensamentos. Simplesmente reconheça o pensamento. "Ah, sim, eu o conheço; você me deixa deprimida. Eu não quero me relacionar com você agora." Escolha isso e desvie sua atenção para outra coisa. Se a sua atenção puder ser desviada como resultado de uma firme decisão, você terá vencido e o pensamento seguirá em frente. Ele poderá voltar depois de alguns minutos, horas ou dias. Nesse momento você deverá repetir os mesmos passos muitas vezes, até que, por fim, o pensamento desista e desapareça para sempre.

Se eu entrar numa sala e você me ignorar, mais cedo ou mais tarde ficarei aborrecido e irei embora. O mesmo ocorre com os pensamentos. Se você lhes der atenção, eles permanecerão em sua mente. Caso contrário, acabarão se cansando, abandonando-a — com o tempo. Sua capacidade de firme e constantemente desviar a atenção indicarão seu nível de sucesso. Não se preocupe se cair no antigo padrão algumas vezes porque não conseguiu deter o pensamento com suficiente rapidez. E, acima de tudo, não use esse método para autocrítica, já que tanto a atenção positiva quanto a negativa podem alimentar pensamentos e emoções.

Aqui está o que fazer se você cair em depressão. Desvie sua atenção, utilizando um dos dois métodos: atividade física (corra ou cuide da casa) ou substituição do pensamento. O substituto físico é mais fácil, mas normalmente é eficaz apenas enquanto você está em atividade. A substituição do pensamento funciona melhor, mas requer mais prática. Os substitutos mais eficazes são os sons.

Existem vários sons-chave que são muito úteis porque vibram em determinadas frequências que produzem efeito no sistema nervoso. Diferentes sons são usados para diferentes necessidades. Abaixo, segue uma breve descrição de sons-chave. Outras informações podem ser encontradas no livro do dr. Frawley,* do qual este material foi retirado.

Hum (o *h* é aspirado e o *m*, pronunciado como m) — dissipa o medo e a ansiedade
Shrim (o *m* é pronunciado como m) — é refrescante, criativo e feminino
Ram (o *r* não é gutural e o *m* é pronunciado como m) — é protetor, calmo e pacífico
Sham (o *m* é pronunciado como m) — traz desapego, paz e contentamento

Os tipos vata podem se beneficiar ao máximo com Ram e Hum. Os tipos pitta obtêm os melhores resultados com Shrim e Sham. As pessoas kapha farão progressos com Hum. Qualquer uma das três constituições poderá usar esses sons sempre que for necessário. Eles geralmente produzem melhor efeito quando são usados por algum tempo e não apenas quando a pessoa está se sentindo deprimida.

A utilização de sons é muito útil para equilibrar vata e cuidar de todas as formas de perturbação mental vata, como a depressão. Esses sons constituem medidas preventivas bastante positivas se você for propensa a períodos de depressão. Não espere até ficar deprimida para utilizá-los — eles a ajudarão de certa maneira, mas o efeito será muito maior se você aprender a colocá-los em prática antes que a depressão se

---

* Dr. David Frawley, *Ayurvedic Healing: A Comprehensive Guide* (Sandy, UT: Passage Press, 1989).

instale. Faça uma experiência com eles e descubra um de que você goste. No início, pronuncie o som que você escolheu em voz alta, até que esteja claro em sua mente. Depois, emita-o silenciosamente. Desse modo, você poderá usá-lo em público e ninguém saberá que você substituiu um pensamento perturbador por um som.

O Ayurveda afirma que os sons acima são os mais eficazes. Existem, igualmente, outros sons e você poderá usar qualquer coisa que quiser. O ponto principal é desviar a atenção. Isso deve ser compreendido. Não há nada mágico ou misterioso a respeito da mente e do seu funcionamento. Se empregar a palavra sabão, sabão, sabão, ela servirá para substituir o pensamento habitualmente destrutivo. Entretanto, fica claro que deveríamos aprender com a experiência dos antigos e adotar suas sugestões. A minha própria vivência demonstra que os sons citados acima são bastante eficazes. Em resumo, podemos ver a mente da seguinte maneira:

Os pensamentos são emoções e sentimentos, assim como ideias ou objetos.

Os pensamentos são coisas separadas entre si, que podemos aceitar ou rejeitar.

Dispomos de uma escolha fundamental.

Essa escolha pode ser esclarecida pela opção de experiências pacíficas ou perturbadoras no campo mental.

Alguns pensamentos nos trazem problemas porque temos afinidade com eles.

As afinidades são impressões latentes de dois tipos — condicionadas e primordiais.

Nossa interação com as afinidades faz com que pensamentos fiquem presos em nosso campo mental, causando depressão.

No momento em que um pensamento é reconhecido podemos optar por libertá-lo, pela firme escolha da paz.

Se percebermos tarde demais e formos apanhados na armadilha da agitação mental, podemos desviar a nossa atenção de duas maneiras: atividade física ou substituição do pensamento.

Sons específicos são muito eficazes para substituir pensamentos porque eles afetam o sistema nervoso por meio do dosha vata.

A substituição de um pensamento por um som deveria ser praticada regularmente, durante todo o dia, para realmente dar bons resultados.

Esse é um método prático para abordar perturbações mentais de todas as naturezas e não apenas a depressão. Ele poderá eliminar totalmente a depressão de sua vida. A chave para usá-lo é compreender claramente como a sua mente funciona. Desapegue-se dela. Você não está limitada à mente e ao campo mental. Você possui uma alma e outros aspectos sutis, podendo perceber a mente como uma útil servidora e colaboradora, o que ela é. A mente se torna destrutiva num papel de domínio. Observe como renunciou ao seu poder e se tornou escrava de sua mente e suas emoções. Aproveite sua mente e suas emoções, mas não as confunda com você mesma. Elas lhe pertencem e, desse modo, você pode ditar o que quer manter em sua mente. Esse é o início da liberdade.

A outra causa da depressão é o desequilíbrio químico do sistema endócrino. O maior problema com esse tipo de desordem é que ele é capaz de levar à perturbação mental ou à depressão pela falta de conhecimento. Esse é o ponto principal.

Em si mesmo, não é difícil de corrigir. É o dano que uma pessoa pode projetar sobre si mesma que pode prejudicá-la mais.

Um simples mal-entendido poderá levá-la a considerar um desequilíbrio químico no corpo como uma deficiência pessoal. A afirmação: "Estou deprimida" destaca isso claramente. Você está realmente deprimida ou trata-se somente de um desequilíbrio químico em seu organismo? Se esse desequilíbrio se encontra apenas no corpo, você pode, na verdade, afirmar: "Estou deprimida?" Não seria mais correto dizer: "O corpo sofreu um distúrbio e está afetando o meu humor e a minha disposição?"

De fato, esse é o caso. Infelizmente, não nos ensinam sobre a situação real. Somos programados para pensar que tudo o que acontece no corpo está acontecendo em nós e, de algum modo, isso é nossa responsabilidade. Se você fizer um corte no dedo, diz: "Eu cortei *meu* dedo." Se o seu corpo apresentar um desequilíbrio por qualquer razão, você afirma: "Sinto-me deprimida." Ambos são coisas que estão afetando o corpo. Ambos causados por fontes externas. O sistema endócrino simplesmente não perde seu equilíbrio de modo arbitrário. Ele precisa de um agente externo para romper seu equilíbrio. Sim, isso também é verdadeiro para o seu ciclo mensal como mulher. Indica um desequilíbrio e não falta de saúde.

Essa desordem bioquímica pode ser causada por diversos fatores. As causas principais são aquelas que afetam vata. Isso significa a mente e o sistema nervoso. Tensão mental, falta de amor, ansiedade, medo, preocupação e a superestimulação dos sentidos são os fatores externos mais importantes, responsáveis pelo desequilíbrio do sistema endócrino. Fatores internos incluem a ingestão de alimentos ou produtos que contenham substâncias químicas estrogênicas e medicamentos de qualquer tipo.

Como toda a cadeia alimentar tem uma alta concentração de substâncias estrogênicas, só isso é suficiente para afetar o funcionamento bioquímico de metade de todas as mulheres nos Estados Unidos. Muitas dessas mulheres sofrerão de depressão, como um sintoma da ingestão dessas substâncias. Se observarmos o número de mulheres que tomam pílula anticoncepcional, teremos uma ideia de quantas delas podem ter sua função endócrina alterada pelo uso regular e prolongado desses produtos.

Independentemente de o desequilíbrio se originar de fontes mentais ou físicas, o resultado é o mesmo — uma perturbação da mente ou do corpo, decorrente do mau funcionamento do sistema endócrino. Não é propósito deste livro deter-se nesses aspectos e sim chamar a atenção para eles, como uma realidade de nossa cultura e do nosso tempo. Quando vista objetivamente, a ocorrência de crises crônicas ou mensais de depressão pode ser quase considerada "normal", dadas as circunstâncias nas quais vivemos. Temos possibilidade, entretanto, de fazer alguma coisa a respeito disso.

Antes de apresentar os métodos práticos de correção, gostaria de ressaltar que se você se dissociar do mau funcionamento químico do seu corpo, isso poderá lhe trazer uma enorme liberdade, permitindo-lhe perceber que, de fato, nada está errado com *você*. Você está bem e não deve deixar que a coloquem numa categoria ou num fichário como "instável", "depressiva", supersensível", "perturbada" etc. Esses rótulos a impedem de ser feliz e você não tem que aceitá-los. Deve, contudo, tomar providências para que seu corpo readquira o equilíbrio. Isso pode ser facilitado pela utilização de quaisquer dos métodos descritos acima para depressão mental — especialmente se você realmente se convenceu de que algo está errado com você.

O melhor método para corrigir o desequilíbrio físico do sistema endócrino é usar uma fórmula balanceada de ervas. Isso tem melhor efeito que uma planta única porque os doshas podem ser equilibrados ao mesmo tempo.

A erva-de-são-joão foi cercada, recentemente, de extensa publicidade. Ela é bastante eficaz para ajudar o sistema endócrino a encontrar o equilíbrio. Muitas pessoas descobrem que a depressão desapareceu depois de usarem essa planta. Esse fato apoia a ideia de que existem, realmente, duas classes distintas de depressão — bioquímica e mental. Contudo, o que comumente não se sabe é que o uso prolongado da erva-de-são-joão pode afetar o dosha vata, fazendo com que ele se desequilibre, se tomada por longos períodos.

Por essa razão, uma fórmula deveria ser elaborada de acordo com a sua constituição. A Tabela 5 apresenta vários exemplos de fórmulas que prescrevo para depressão.

Tabela 5. Fórmulas para o Tratamento da Depressão

Dosha	Erva (Proporção)	Parte da Planta	Efeito no Metabolismo	Efeito no Dosha
Vata	(3) Erva-de-são-joão	planta	frio	+V
	(2) Sabugueiro-d'água	casca	quente	+P
	(2) Agnocasto	semente	quente	+P
	(2) Valeriana	raiz	quente	+P
	(1) Raiz de Cálamo*	raiz	quente	+P
	(1) Funcho	semente	frio	=VPK
	(1) Cominho	semente	frio	=VPK
	(1) Gengibre	raiz	quente	+P
Pitta	(3) Erva-de-são-joão	planta	frio	+V
	(2) Angélica	raiz	quente	+P
	(2) Agnocasto	semente	quente	+P
	(2) Acariçoba*	planta	frio	=VPK
	(1) Funcho	semente	frio	=VPK
	(1) Cominho	semente	frio	=VPK
	(1) Canela	casca	quente	+P

* Seu uso interno é atualmente restrito nos Estados Unidos por determinação do FDA.

Dosha	Erva (Proporção)	Parte da Planta	Efeito no Metabolismo	Efeito no Dosha
Kapha	(3) Erva-de-são-joão	planta	frio	+V
	(2) Angélica	raiz	quente	+P
	(2) Agnocasto	semente	quente	+P
	(2) Acariçoba	planta	frio	=VPK
	(1) Feno-grego	semente	quente	+P
	(1) Cominho	semente	frio	=VPK
	(1) Gengibre	raiz	quente	+P

Observe que todas as fórmulas contêm a mesma planta principal, erva-de-são-joão, para equilibrar o sistema endócrino. Ao mesmo tempo, elas são auxiliadas por outras plantas que irão corrigir aspectos específicos da função endócrina. O desequilíbrio de progesterona tem sido relacionado com todos os tipos de perturbações emocionais, e o agnocasto é a melhor planta disponível no Ocidente para regulá-la. Outra erva de apoio para o sistema endócrino é usada para balancear a fórmula, adequando-a ao tipo constitucional em particular. Em seguida, um calmante ou relaxante é utilizado para auxiliar o cérebro e o sistema nervoso (a escolha depende da constituição). Finalmente, várias ervas com ação digestiva são acrescentadas, com o objetivo de facilitar a digestão e a assimilação da fórmula, além de tratar o trato digestivo em geral. Lembre-se de que não há uma palavra final aqui; ao contrário, use essas fórmulas como um guia. *Se vata fizer parte de sua constituição, sugiro que você adote a fórmula para vata.*

Estudo de Caso 1

Uma mulher de 39 anos me consultou com queixa de depressão, nervosismo e alterações de humor que vinha sofrendo havia vários meses. Sua constituição era vata/pitta. A *vikruti* (estado de desequilíbrio) indicava excesso de vata e pitta. Apresentava alguns problemas digestivos, que afetavam o intestino delgado e o fígado. Havia, ainda uma deficiência nos rins. Ela tinha uma história de alcoolismo e depressão. Eu lhe prescrevi uma simples fórmula, devido à fraqueza do seu fígado (causada por anos de alcoolismo):

Tabela 6. Fórmula para o Estudo de Caso 1

Dosha	Erva (Proporção)	Parte da Planta	Efeito no Metabolismo	Efeito no Dosha
Vata/ Pitta	(3) Erva-de-são-joão	planta	frio	PK-V+
	(3) Acariçoba (Gotu Kola)	planta	frio	KPV=
	(2) Genciana	raiz	frio	PK-V+
	(2) Alcaçuz	raiz	frio	VP-K+
	(1) Cálamo*	raiz	quente	VK-P+
	(1) Gengibre	raiz	quente	VK-P+
Dose: 3 gramas de pó com água morna e açúcar natural duas vezes ao dia, entre as refeições.				

* Seu uso interno é atualmente restrito nos Estados Unidos por determinação do FDA.

Dentro de sete dias ela começou a se sentir melhor. Depois de dez dias, sua recuperação era de 50%. Em duas semanas, telefonou para me agradecer, dizendo que estava "normal" outra vez e surpresa por ter sido curada tão rapidamente, depois de sentir-se mal durante meses. Ela continuou a fazer o tratamento por seis semanas e usou a fórmula no decorrer do ano seguinte todas as vezes que se sentia estressada. Mudou de emprego e está se sentindo muito melhor e mais feliz.

A fórmula que lhe receitei era simples, contendo apenas uma erva digestiva (genciana) para ajudar o fígado enfraquecido e o intestino delgado. A adição de alcaçuz, visando dar suporte aos rins e auxiliar na harmonização da fórmula toda, foi especialmente importante porque essa paciente também era propensa ao desequilíbrio, além de apresentar grandes problemas de pitta.

Capítulo Nove

Dificuldades Pré-Menstruais e Menstruais

Moksha (libertação) não é alguma coisa nova a ser conseguida, pois ela já está presente, tendo apenas que ser percebida. Essa percepção brota da eliminação da ignorância. Absolutamente nada mais é necessário para atingir a meta da vida.

— Tripura Rahasya

De acordo com o Ayurveda, todas as dificuldades menstruais estão de algum modo relacionadas com um desequilíbrio do dosha vata. A maior parte se origina de uma falha da função de vata. Todos os tratamentos deveriam começar com uma avaliação do estado do humor vata no corpo.

A língua fornece uma boa indicação do estado de vata no organismo em geral e nos órgãos internos em particular. A constituição de uma pessoa tem que ser determinada primeiro. A língua pode dar indicações da constituição, como foi explicado anteriormente (ver p. 46). Um distúrbio de vata pode aparecer na língua como aspereza, rachaduras, pústulas e crostas marrom-claro. Se a língua apresentar tremor, isso também poderá indicar um desequilíbrio de vata.

Outras indicações orgânicas são gases intestinais, sensação de estômago cheio, dor que se desloca, irregularidade na digestão ou menstruação, formigamento de partes do corpo, doenças nervosas, secura interna ou externa, cabelo quebradiço, pele ou cabelo sem brilho, dores agudas e qualquer agitação mental, como tensão ou nervosismo. A falta de concentração mental também indica um desequilíbrio de vata. Se a pessoa falar em excesso ou muito depressa, isso igualmente indica uma natureza vata ou desequilíbrio desse humor.

A seguir, observe se qualquer outro humor está envolvido nos sintomas ou na raiz do problema. Faça um relatório por escrito: o quê, onde, há quanto tempo, em que momento do ciclo e o sentimento ou sintoma resultante, que acompanha essas questões. Anote as informações e esclareça toda a situação, uma vez que isso ajudará no estabelecimento de uma abordagem terapêutica. Lembre-se: até mesmo um leve desconforto ou uma alteração de humor são indicativos de um desequilíbrio para o Ayurveda e deveriam ser tratados.

Depois, considere os níveis de tecido e os sistemas envolvidos. Isso pode ajudar a determinar com maior precisão o tratamento (ver capítulo 3). Finalmente, é necessário avaliar os órgãos envolvidos nos sintomas ou causas fundamentais. A saúde dos órgãos é resultado de uma digestão adequada e do correto desenvolvimento dos níveis teciduais. Se esse processo for perturbado, os órgãos podem funcionar mal. Outros fatores determinantes incluem aqueles provocados pela ignorância ou pelo que podemos chamar de escolhas erradas, como beber muito álcool ou um excesso de refrigerantes. Essas influências podem prejudicar a função dos órgãos e também desequilibrar os tecidos e sistemas a eles associados. Por essa razão, enfocar os órgãos separadamente é o último passo, ainda que importante.

Agora você está preparada para analisar os sintomas. Se forem fracos ou não muito difíceis de suportar, é melhor ignorá-los ou conviver com eles durante um ou dois ciclos menstruais, se possível, dando à fórmula tempo para agir. Se, contudo, os problemas forem agudos, alguns passos complementares deverão ser dados imediatamente, além dos que se destinam a corrigir a causa crônica. Os sintomas (exceto os de uma infecção) raramente aparecem subitamente. Até mesmo as infecções geralmente precisam de um ambiente propício no corpo para criar raízes. Analise-se cuidadosamente para averiguar se esteve descontente ou perturbada recentemente, uma vez que esse é um fator da maior importância nos distúrbios do sistema endócrino e, portanto, do seu ciclo mensal.

A esta altura, é útil mencionar o efeito de relacionamentos sexuais insatisfatórios. A tensão em torno de relações sexuais é uma causa importante de distúrbios endocrinológicos. Tenho observado que isso, em geral, se deve à falta de amor. Pode ocorrer que, embora o amor esteja presente, a mulher não sinta que o homem a ama. Este assunto é profundo e não há uma resposta ou remédio simples para ele. É importante saber se você se sente amada ou se você se sente usada. O sentimento generalizado de se sentir usada fará com que vata sofra um distúrbio, podendo dar origem a muitos problemas menstruais. Se o amor estiver completamente ausente do relacionamento, você pode esperar vários problemas de saúde em algum momento da sua vida. Um relacionamento baseado no amor e na afeição é um bom tratamento para numerosas questões de saúde.

Distúrbios Pré-Menstruais

Distúrbios pré-menstruais são quase sempre causados por um distúrbio do dosha vata, que pode se prolongar e afetar a função dos outros dois doshas. Se vata for o único responsável pelos sintomas, estes serão irregulares e imprevisíveis. Talvez sejam mais intensos durante os períodos vata do dia — no amanhecer e no anoitecer. Se pitta estiver envolvido, poderão ocorrer inflamações da vagina ou da pele, ao mesmo tempo em que frustração, irritabilidade e raiva. Também transpiração e súbitas alterações na temperatura do corpo. Os sintomas serão mais fortes no meio do dia e à meia-noite — horas de pitta.

Quando kapha é afetado, sensações de peso, cansaço e letargia são comuns. Você tenderá a interiorizar suas emoções e se tornar sentimental. A retenção de líquido é uma característica clássica de kapha que foi afetado por um desequilíbrio de vata. Os sintomas serão maiores de manhã e à noite — períodos de kapha. As constituições duais poderão experimentar uma combinação desses sintomas. Problemas pré-menstruais, contudo, são normalmente mais indicativos de um estado de desequilíbrio (vikruti) do que da constituição natal (prakruti). A única maneira de saber é consultar um especialista em tratamento ayurvédico.

Você irá notar que diversas ervas são usadas muitas vezes para corrigir diferentes sintomas causados por distúrbios pré-menstruais. Essas combinações principais provaram ser eficazes, com o correr do tempo, no tratamento de todos os tipos de perturbações associadas com dificuldades pré-menstruais e da menstruação. Pequenas modificações foram feitas aqui e ali com o objetivo de ajustar as fórmulas, adequando-as com mais precisão a diferentes tipos constitucionais e a problemas específicos.

Dores de cabeça

Dores de cabeça podem se originar de duas fontes distintas: uma digestiva e uma hormonal. A abordagem terapêutica é baseada na última, um distúrbio hormonal de origem pré-menstrual, presumindo-se que se trata de uma dor de cabeça que ocorre juntamente com o seu ciclo mensal. A ideia aqui é que pitta (que controla o sangue) é afetado por um distúrbio de vata. O tratamento tenta primeiro equilibrar vata, cuidando a seguir de pitta, a verdadeira origem, que faz os vasos sanguíneos se dilatarem e pressionarem os nervos, causando dor.

O canal de vata (nadis do vayu ou srota) encontra-se congestionado, bloqueando o apana e o prana vayu. Isso, por sua vez, desregula o canal do sangue que alimenta o dhatu do sangue. O vayu acelera o canal, não o dhatu. A utilização de ervas que limpam os canais de apana e prana é a primeira linha de tratamento. A próxima é estimular o canal do sangue.

As flores de crisântemo podem ser usadas para tratar dores de cabeça sintomaticamente. Faça uma infusão com duas colheres de chá de flores secas numa xícara de água. Beba uma ou duas xícaras. Isso tranquiliza pitta e reduz a dor. Na Tabela 7 são apresentadas fórmulas para dores de cabeça.

Tabela 7. Fórmulas para Tratamento de Dores de Cabeça

DOSHA	ERVA (PROPORÇÃO)	PARTE DA PLANTA	EFEITO NO METABOLISMO	EFEITO NO DOSHA
Vata	(3) Angélica	raiz	quente	+P
	(2) Poejo	planta	quente	+P (moderado)
	(2) Agnocasto	semente	quente	+P
	(2) Acariçoba	planta	frio	=VPK
	(1) Feno-grego	semente	quente	+P
	(1) Cominho	semente	frio	=VPK
	(1) Gengibre	raiz	quente	+P

Dose: 1 colher de chá (aprox. 3 g) duas vezes ao dia, entre as refeições, com água morna e mel.

Dosha	Erva (Proporção)	Parte da Planta	Efeito no Metabolismo	Efeito no Dosha
Pitta	(3) Acariçoba	planta	frio	=VPK
	(2) Poejo	planta	quente	+P (moderado)
	(2) Angélica	raiz	quente	+P
	(2) Agnocasto	semente	quente	+P
	(1) Cominho	semente	frio	=VPK
	(1) Funcho	semente	frio	=VPK
	(1) Canela	casca	quente	+P
Dose: 1 colher de chá (aprox. 3 g) duas vezes ao dia, entre as refeições, com água morna e açúcar natural.				
Kapha	(3) Angélica	raiz	quente	+P
	(2) Agnocasto	semente	quente	+P
	(2) Poejo	planta	quente	+P (moderado)
	(2) Acariçoba	planta	frio	=VPK
	(1) Feno-grego	semente	quente	+P
	(1) Cominho	semente	frio	=VPK
	(1) Gengibre	raiz	quente	+P
Dose: 1 colher de chá (aprox. 3 g) duas vezes ao dia, entre as refeições, com água morna e mel.				

As doses das fórmulas acima podem variar entre 4 e 8 gramas por dia (2 x 2 g ou 2 x 4 g), e devem ser tomadas entre as refeições com água morna durante dois a quatro meses, de acordo com a pessoa e a persistência do problema.

Estudo de Caso 2

Quando me consultou, uma mulher de 38 anos apresentava queixas de muitos distúrbios pré-menstruais, incluindo ciclos extremamente irregulares e intensas dores de cabeça antes da menstruação. Ela tinha uma constituição pitta, um trabalho de grande responsabilidade e era casada. Vata e pitta estavam desequilibrados. Ela tinha tomado pílula anticoncepcional por mais de dez anos. Havia toxinas presentes, de natureza ígnea (pitta). Estas precisavam ser eliminadas e seu sistema digestivo, equilibrado. Sugeri a fórmula mostrada na Tabela 8.

Tabela 8. Fórmula para o Estudo de Caso 2

DOSHA	ERVA (PROPORÇÃO)	PARTE DA PLANTA	EFEITO NO METABOLISMO	EFEITO NO DOSHA
Pitta	(3) Angélica	raiz	quente	+P
	(3) Agnocasto	semente	quente	+P
	(3) Genciana	raiz	frio	+V
	(3) Bardana	raiz	frio	+V
	(2) Valeriana	raiz	quente	+P
	(2) Alcaçuz	raiz	frio	+K
	(1) Cominho	semente	frio	=VPK
	(1) Canela	casca	quente	+P

Dose: 3 gramas de pó duas vezes ao dia, antes das refeições, com água morna e açúcar natural.

Aconselhei-a a parar de tomar o anticoncepcional. Atribuí grande parte do seu problema a um desequilíbrio crônico de vata (que se moveu para cima, causando um aumento de pitta), resultante, em parte, do uso prolongado de anticoncepcionais. Depois de um mês, os sintomas estavam muito mais leves. Por volta do terceiro mês, eles haviam desaparecido e seu ciclo tornou-se regular, embora mais longo. Levou seis meses para que ficasse completamente saudável e com um ciclo regular, embora as dores de cabeça tivessem parado desde o segundo mês de tratamento. Atualmente, ela é mãe de uma linda menina, mudou de emprego e de casa, e decidiu continuar casada.

Estudo de Caso 3

Uma mulher de 38 anos me procurou porque queria perder peso, sentia-se cansada o tempo todo, nervosa, e tinha fortes dores de cabeça dois dias antes de cada menstruação. Ela era um tipo vata/kapha, com desequilíbrio de vata. Eu lhe sugeri a fórmula apresentada na Tabela 9.

Tabela 9. Fórmula para o Estudo de Caso 3

Dosha	Erva (Proporção)	Parte da Planta	Efeito no Metabolismo	Efeito no Dosha
Vata/ Kapha	(3) Angélica	raiz	quente	+P
	(3) Genciana	raiz	frio	+V
	(2) Agnocasto	semente	quente	+P
	(2) Erva-de-são-cristóvão (Cimicífuga racemosa)	raiz raiz	frio frio	+V +V
	(2) Bardana	raiz	quente	=VPK
	(2) Cúrcuma	raiz	quente	+V
	(2) Bérberis	semente	quente	+P
	(1) Feno-grego	semente	frio	=VPK
	(1) Funcho	semente	frio	=VPK
	(1) Cominho	casca	quente	+P
	(1) Canela	raiz	quente	+P
	(1) Gengibre			
Dose: 3,5 gramas de pó duas vezes ao dia, antes das refeições, com água morna e mel.				

Essa senhora apresentava um problema digestivo no intestino delgado que precisava ser tratado com raiz de genciana. Seu metabolismo total estava lento e levemente tóxico; por isso, foi necessário usar a combinação cúrcuma-bérberis para remover as toxinas e estimular a digestão. Os distúrbios desapareceram em três meses e ela perdeu um pouco de peso.

Cólicas e Dor

Cólicas e dor indicam um desequilíbrio do dosha vata e se relacionam diretamente com o apana vayu. Elas resultam de uma constrição de vata e tendem mais a ocorrer nos tipos vata ou nas constituições vata duplas. O tratamento será provavelmente prolongado, uma vez que as fórmulas atuam no sentido de equilibrar vata na constituição. Essa desordem envolve os vayus apana e vyana no canal do vayu (srota do prana). O canal da menstruação sofrerá com isso, podendo afetar pitta por meio desse srota. O excesso de kapha também poderá comprimir vata ao se mover do canal do plasma para o canal do vayu, causando pressão e bloqueio. Um alívio imediato pode ser conseguido, tomado-se 2 colheres de chá de casca de viburno (*Viburnum prunifolium*), deixando-as em infusão numa xícara de água. Beba uma ou duas xícaras, duas vezes ao dia, enquanto as cólicas perdurarem. Fórmulas para tratar cólicas e dor são apresentadas na Tabela 10.

Tabela 10. Fórmulas para o Tratamento de Cólicas e Dor

Dosha	Erva (Proporção)	Parte da Planta	Efeito no Metabolismo	Efeito no Dosha
Vata	(3) Sabugueiro-d'água	casca	quente	+P
	(2) Angélica	raiz	quente	+P
	(2) Agnocasto	semente	quente	+P
	(2) Artemísia	planta	quente	+P
	(2) Valeriana	raiz	quente	+P
	(1) Funcho	semente	frio	=VPK
	(1) Gengibre	raiz	quente	+P
Dose: 1 colher de chá (aprox. 3 g) duas vezes ao dia, entre as refeições, com água morna e mel.				
Pitta	(3) Sabugueiro-d'água	casca	quente	+P
	(2) Agnocasto	semente	quente	+P
	(2) Erva-de-são-cristóvão	raiz	frio	+V
	(2) Artemísia	planta	quente	+P
	(2) Alcaçuz	raiz	frio	+K
	(1) Funcho	semente	frio	=VPK
	(1) Canela	casca	quente	+P
Dose: 1 colher de chá (aprox. 3 g) duas vezes ao dia, entre as refeições, com água morna e açúcar natural.				
Kapha	(3) Sabugueiro-d'água	casca	quente	+P
	(3) Angélica	raiz	quente	+P
	(2) Agnocasto	semente	quente	+P
	(2) Dente-de-leão	raiz	frio	+V
	(1) Feno-grego	semente	quente	+P
	(1) Cominho	semente	frio	=VPK
	(1) Gengibre	raiz	quente	+P
Dose: 1 colher de chá (aprox. 3 g) duas vezes ao dia, entre as refeições, com água morna e mel.				

As doses das fórmulas acima variam entre 4 e 8 gramas por dia (2 x 2 g ou 2 x 4 g), tomadas entre as refeições com água morna, durante dois a quatro meses, dependendo da pessoa e da duração do problema. Quanto mais antigo for o distúrbio, mais prolongado deverá ser o tratamento com a fórmula.

Estudo de Caso 4

Uma paciente de 32 anos apresentava muitos problemas quando me procurou, dos quais TPM era o principal. Ela tinha cólicas fortes durante a menstruação, assim como dores de cabeça. Sua constituição era kapha/pitta, com desequilíbrio de vata. Os sintomas incluíam constipação crônica, fraqueza nos rins, febre do feno e tensão nervosa. Os alimentos tendem a subir quando estamos estressados, de maneira que ela tinha dificuldade com a digestão em geral. Havia algumas toxinas pitta no cólon, baixa capacidade digestiva (isto é, baixo *agni*) e a cliente apresentava a síndrome da má absorção. Sugeri para ela a fórmula mostrada na Tabela 11.

Tabela 11. Fórmula para o Estudo de Caso 4

Dosha	Erva (Proporção)	Parte da Planta	Efeito no Metabolismo	Efeito no Dosha
Kapha/ Pitta	(3) Agnocasto	semente	quente	+P
	(3) Sabugueiro-d'água	casca	quente	+P
	(3) Bérberis	raiz	quente	+V
	(2) Cúrcuma	raiz	quente	=VPK
	(2) Genciana	raiz	frio	+V
	(2) Uva-ursina	folhas	frio	+V
	(2) Alcaçuz	raiz	frio	+K
	(1) Cardamomo	semente	quente	+P
	(1) Feno-grego	semente	quente	+P
	(1) Fucho	semente	frio	=VPK
	(1) Cominho	semente	frio	=VPK
	(1) Gengibre	raiz	quente	+P

Dose: 3,5 gramas do pó duas vezes ao dia, antes das refeições, com água morna e mel.

Depois de algumas semanas notou diferença em sua digestão e a constipação havia desaparecido. Em dois meses sentia mais disposição em geral e o ciclo menstrual melhorara ligeiramente; os problemas de estômago também desapareceram. Embora o nível de tensão em sua vida tivesse aumentado, a dor era mínima, mas continuava presente depois de seis meses. Esse é um exemplo de como o estilo de vida (aumento de stress e não a redução) não tinha ajudado o tratamento o suficiente, resultando em alívio parcial. A paciente ficou satisfeita, entretanto, mesmo com uma cura parcial.

Estudo de Caso 5

Outra mulher de 38 anos me procurou (todas elas parecem ter 38 anos nesses exemplos) com problemas pré-menstruais em geral. Dor e nervosismo eram os sintomas primários. Ela era um tipo vata, com desequilíbrio desse humor. Sua saúde geral era boa, mas apresentava cronicamente um alto nível de vata e uma história de dificuldades pré-menstruais. Eu lhe sugeri a seguinte fórmula, indicada na Tabela 12.

Tabela 12. Fórmula para o Estudo de Caso 5

Dosha	Erva (Proporção)	Parte da Planta	Efeito no Metabolismo	Efeito no Dosha
Vata	(3) Sabugueiro-d'água	casca	quente	+P
	(3) Agnocasto	semente	quente	+P
	(3) Angélica	raiz	quente	+P
	(2) Garança europeia	raiz	frio	+V
	(2) Alcaçuz	raiz	frio	+K
	(2) Cardamomo	semente	quente	+P
	(2) Funcho	semente	frio	=VPK
	(1) Gengibre	raiz	quente	+P
Dose: 2 cápsulas* "00" duas vezes ao dia entre as refeições.				

* Nota: cápsulas "0" contêm cerca de 450 mcg de ervas e cápsulas "00" contêm cerca de 750 mcg.

Foram necessários quase seis meses, mas todos os distúrbios pré-menstruais desapareceram. Ela é uma pessoa hipersensível e ativa. Enquanto mantiver o equilíbrio, continuará saudável.

Eu não concordo com as classificações atribuídas à nova síndrome pré-menstrual (TPM), que estão se tornando cada vez mais comuns na comunidade médica. É claro que o Ayurveda não considera essas classificações úteis, uma vez que o sistema tradicional é mais abrangente e oferece uma concepção mais profunda das razões porque esses problemas existem antes de tudo. Contudo, incluí neste livro uma fórmula para cada uma das quatro categorias, acompanhada de uma explicação baseada na lógica ayurvédica. Lembre-se, eu não apoio esse tipo de classificação sintomática ou de tratamento de sintomas. Apresento essas categorias apenas para ajudar aquelas pessoas que podem não se sentir confortáveis tendo que usar o modelo ayurvédico.* As fórmulas para tratar esses sintomas são encontradas na Tabela 13. Todos os tipos de distúrbios pré-menstruais também deveriam ser tratados com uma alimentação adequada. O capítulo 14 analisa esse tópico com alguma profundidade.

TPM (A) é um desequilíbrio de vata, com perturbação de pitta, que ocorre em certas mulheres. Isso pode afetar o prana vayu e o samana vayu. Calmantes ou relaxantes são necessários para harmonizar o prana vayu. A melhor combinação de ervas antivata é a de valeriana e cálamo. A digestão precisa ser abordada, uma vez que pitta com frequência é afetado, devido à agitação crônica de vata.

---

* Também devo confessar que não aprecio o termo TPM, o qual me parece transformar uma mulher numa doença. Admito ser demasiadamente sensível quanto às classificações (razão pela qual pratico o Ayurveda) e, por isso, a minha opinião pode não ter valor. Intencionalmente, evitei usar termos comuns como TPM, período menstrual etc., uma vez que estes têm uma conotação negativa para muitas pessoas; aqui, contudo, irei lidar com as classificações padronizadas.

TPM (C) é um desequilíbrio de vata que afeta a função renal/adrenal e o pâncreas pelo sistema endócrino. Ele se relaciona primariamente a samana vayu e apana vayu. Isso agrava tanto pitta quanto kapha. Vata aumenta e se move para o intestino delgado, afetando a função de agni e agravando pitta. Isso, por sua vez, desequilibra a função pancreática e kapha. O sangue (pitta) serve como veículo para kapha e pitta que foram afetados. Vata deverá ser tratado primeiro, a seguir pitta e, finalmente, kapha. É muito provável que toxinas estejam presentes.

TPM (D) pode ser vista como um desequilíbrio de vata e está associada, primariamente, com o prana vayu. Esse desequilíbrio é mais indicativo de uma alteração geral do sistema endócrino, que é controlado pelo prana vayu. O reequilíbrio do prana é a chave nesse tratamento. Isso explica porque ele é, com frequência, relacionado com a TPM (A).

TPM (H) relaciona-se com a passagem de vata para o dosha kapha. O problema básico é que o apana vayu afeta a função ovariana e se move para cima, através do sistema nervoso e dos canais do vayu (srota do prana) para os seios e sistema linfático (controlado por kapha). Tanto vata quanto kapha precisam ser tratados.

Tabela 13. Fórmulas para Tipos de TPM

Dosha	Erva (Proporção)	Parte da Planta	Efeito no Metabolismo	Efeito no Dosha
TPM (A)	(3) Agnocasto	semente	quente	+P
	(2) Artemísia	planta	quente	+P
	(2) Angélica	raiz	quente	+P
	(2) Alcaçuz	raiz	frio	+K
	(2) Valeriana	raiz	quente	+P
	(2) Cúrcuma	raiz	quente	=VPK
	(1) Raiz de Cálamo*	raiz	quente	+P
	(1) Funcho	semente	frio	=VPK
	(1) Gengibre	raiz	quente	+P

Dose: 5-8 gramas ao dia com água morna e açúcar natural.

* Seu uso interno é atualmente restrito nos Estados Unidos por determinação do FDA.

Dosha	Erva (Proporção)	Parte da Planta	Efeito no Metabolismo	Efeito no Dosha
TPM (C)	(3) Agnocasto	semente	quente	+P
	(3) Erva-de-são-joão	planta	frio	+V
	(2) Angélica	raiz	quente	+P
	(2) Bérberis*	raiz	quente	+V
	(2) Cúrcuma	raiz	quente	=VPK
	(2) Genciana*	raiz	frio	+V
	(2) Dente-de-leão	raiz	frio	+V
	(2) Urtiga	planta	frio	+V
	(1) Alcaçuz	raiz	frio	+K
	(1) Funcho	semente	frio	=VPK
	(1) Cominho	semente	frio	=VPK
	(1) Gengibre	raiz	quente	+P
Dose: 5-8 gramas ao dia com água morna e açúcar natural.				
TPM (D)	(3) Dong quai	raiz	quente	+P
	(3) Erva-de-são-joão	planta	frio	+V
	(2) Erva-de-são-cristóvão	raiz	frio	+V
	(2) Agnocasto	semente	quente	+P
	(2) Alcaçuz	raiz	frio	+K
	(2) Valeriana	raiz	quente	+P
	(1) Raiz de Cálamo**	raiz	quente	+P
	(1) Funcho	semente	frio	=VPK
	(1) Gengibre	raiz	quente	+P
Dose: 5-8 gramas ao dia com água morna e açúcar natural.				
TPM (H)	(3) Agnocasto	semente	quente	+P
	(3) Angélica	raiz	quente	+P
	(2) Equinácea	raiz	frio	+V
	(2) Bérberis	raiz	quente	+V
	(2) Cúrcuma	raiz	quente	=VPK
	(2) Dente-de-leão	raiz	frio	+V
	(2) Urtiga	planta	frio	+V
	(1) Feno-grego	semente	quente	+P
	(1) Gengibre	raiz	quente	+P
Dose: 5-7 gramas ao dia com água morna e um pouco de mel.				

* Se toxinas não estiverem presente, Bérberis e genciana podem ser eliminadas.
** Seu uso interno é atualmente restrito nos Estados Unidos por determinação do FDA.

Problemas Menstruais

Os problemas menstruais afetam quase todas as mulheres durante o curso de suas vidas. Esta seção poderá não ser muito útil no sentido de interromper as irritações agudas imediatamente (embora isso também será abordado), mas certamente oferecerá indicações quanto à razão de elas ocorrerem, além de conselhos sobre como impedir que se repitam.

Muitas das ervas usadas aqui são as mesmas que anteriormente, embora as combinações possam ser um pouco diferentes. É importante lembrar que o Ayurveda sempre trata a sua constituição. Isso poderá exigir a utilização de plantas que não beneficiam diretamente as mulheres. Elas são, entretanto, benéficas para você — como pessoa.

O Ayurveda considera os problemas menstruais como uma combinação de vários fatores. O dosha vata tem importância fundamental, seguido do dosha pitta. Vata se move pelo canal do vayu e, por isso, obstruções ou pressão nesses canais irão afetar a menstruação. Pitta se move pelos canais do sangue e da menstruação. Condições tóxicas do sangue, causadas por toxinas no sistema digestivo, irão entrar no canal da menstruação, causando problemas.

Além disso, se o dhatu do plasma (kapha) ou o dhatu do sangue não estiverem sendo corretamente alimentados, a menstruação será difícil. Um dhatu do plasma insatisfatório afetará diretamente a menstruação porque esta é um subdhatu do plasma. Qualquer irregularidade no sistema do plasma/linfático causará uma menstruação deficiente ou excessiva.

O dhatu do sangue é prejudicado por problemas do dhatu do plasma e por toxinas digestivas. Uma função hepática insuficiente não é tanto a causa do sangue tóxico, mas o resultado de um sistema digestivo tóxico que afeta o sangue, levando a uma eventual congestão ou insuficiência do fígado. Como o dosha pitta controla tanto o srota do sangue quanto o srota da menstruação, se o dhatu do sangue estiver subalimentado ele poderá precipitar problemas menstruais crônicos e difíceis de resolver. Obviamente, o dhatu do plasma deverá primeiro estar deficiente para que o dhatu do sangue também se torne deficiente.

Os tampões podem constituir um fator importante em sua saúde como um todo. Há provas substanciais de que os tampões estão relacionados com a Síndrome do Choque Tóxico (TSS) em algumas mulheres. Estudos mostram que a fibra usada na fabricação de tampões é alvejado com uma substância chamada dioxina, um subproduto do alvejante com cloro e conhecido carcinógeno. Por que uma pessoa em seu juízo perfeito iria usar um produto como esse na vagina apenas para efeito estético (um branco mais branco) está além da compreensão humana. A dioxina se acumula nos tecidos adiposos e tem sido relacionada com câncer, endometriose e imunossupressão. Quem sabe o que mais ela pode causar!

O raiom também tem sido relacionado com TSS; por isso, se você usa tampões é melhor escolher os de algodão puro, sem alvejar. Quando mostrei esse estudo à minha esposa ela decidiu não usar mais tampões e adotar os absorventes. Lojas de produtos naturais dispõem de absorventes e tampões naturais. Em 1980, 38 mulheres morreram vítimas de doença relacionada com o uso de tampões (TSS) nos Estados Unidos. A Environmental Protection Agency realizou um estudo em 1994 o qual demonstrou que um em cada 1.000 casos de câncer pode ter sido causado pela dioxina — e esse número talvez seja muito maior. Se você estiver tendo qualquer tipo de problema menstrual crônico, esse é um bom lugar para começar a procurar a causa desse problema. Além disso, se você está tentando engravidar, mas encontra dificuldades, é útil saber que a dioxina foi relacionada com baixa contagem de espermatozoides em homens. Essas substâncias químicas permanecem no corpo, sendo igualmente capazes de afetar o seu parceiro.

Devo enfatizar que uma boa saúde geral é a base mais sólida para um ciclo menstrual livre de perturbações; a má saúde vai afetar sua menstruação. Nesse contexto, exercícios físicos regulares e uma alimentação adequada desempenham um importante papel. É ingenuidade acreditar que tomar ervas sem estabelecer um programa de exercícios ou comer corretamente trará saúde para você. Seu estilo de vida em geral deverá ser adaptado para atuar em conjunto com as fórmulas. Estas podem ajudar a equilibrar sua saúde como um todo e os doshas que estão por trás dos seus sintomas, mas provavelmente não irão reduzir um sintoma agudo imediatamente.

Amenorreia
(demora ou ausência de menstruação)

As fórmulas abaixo não se destinam ao tratamento da amenorreia causada por diabetes ou doenças debilitantes crônicas. Uma vez que problemas hepáticos também podem causar amenorreia em tipos pitta, os canais do sangue e do fígado (ranjaka pitta) deverão se tornar o foco do tratamento. As fórmulas também não são adequadas para meninas púberes, que ainda não tiveram sua primeira menstruação, sendo, por isso classificadas como meninas que sofrem de amenorreia "primária". Nos casos de amenorreia primária, é importante que a mãe observe atentamente o ambiente da casa e perceba se existe alguma perturbação emocional que esteja impedindo o início de uma menstruação normal.

O Ayurveda considera a amenorreia como uma constrição do apana vayu e do canal do vayu. O prana vayu poderá estar envolvido se houver um desequilíbrio hormonal. A constrição do apana irá interromper o fluxo de pitta no srota da menstruação. Embora a promoção do fluxo de sangue seja importante, ervas que movimentam o apana vayu devem ser o foco principal. Você precisará ainda tentar determinar por que vata (apana vayu) foi afetado em primeiro lugar.

Alívio imediato pode ser conseguido com várias plantas. Tintura de mirra (20 gotas, quatro vezes ao dia) dá resultado. Chá de gengibre fresco e poejo, em quantidades iguais, é um remédio simples e eficaz.

Nas fórmulas apresentadas na Tabela 14 (ver p. seguinte), a angélica foi substituída por dong quai porque se acredita que essa planta é mais adequada e específica para o problema. As fórmulas são recomendadas tanto para o tipo crônico quanto para o tipo irregular de amenorreia. As doses variam entre 6 e 8 gramas por dia (2 × 3 g ou 2 × 4 g), tomadas entre as refeições com água morna ou chá de gengibre por dois a quatro meses, dependendo da duração do distúrbio.

Tabela 14. Fórmulas para Tratamento da Amenorreia

Dosha	Erva (Proporção)	Parte da Planta	Efeito no Metabolismo	Efeito no Dosha
Vata	(3) Dong quai	raiz	quente	+P (moderado)
	(2) Agnocasto	semente	quente	+P
	(2) Poejo	planta	quente	+P (moderado)
	(2) Artemísia	planta	quente	+P
	(2) Cúrcuma	raiz	quente	=VPK
	(2) Alcaçuz	raiz	frio	+K
	(1) Funcho	semente	frio	=VPK
	(1) Cominho	semente	frio	=VPK
	(1) Gengibre	raiz	quente	+P
Dose: 1 colher de chá (aprox. 3 g) duas vezes ao dia, entre as refeições, com água morna e mel.				
Pitta	(3) Dong quai	raiz	quente	+P (moderado)
	(2) Agnocasto	semente	quente	+P
	(2) Framboesa	planta	frio	+V
	(2) Dente-de-leão	raiz	frio	+V
	(2) Cúrcuma	raiz	quente	=VPK
	(2) Alcaçuz	raiz	frio	+K
	(1) Funcho	semente	frio	=VPK
	(1) Cominho	semente	frio	=VPK
	(1) Canela	casca	quente	+P
Dose: 1 colher de chá (aprox. 3 g) duas vezes ao dia, entre as refeições, com água morna e açúcar natural.				
Kapha	(3) Dong quai	raiz	quente	+P (moderado)
	(3) Cúrcuma	raiz	quente	=VPK
	(2) Agnocasto	semente	quente	+P
	(2) Poejo	planta	quente	+P (moderado)
	(2) Alcaçuz	raiz	frio	+K
	(1) Funcho	semente	frio	=VPK
	(1) Cominho	semente	frio	=VPK
	(1) Gengibre	raiz	quente	+P
Dose: 1 colher de chá (aprox. 3 g) duas vezes ao dia, entre as refeições, com água morna e mel.				

Dismenorreia
(menstruação difícil)

As informações sobre cólicas pré-menstruais também são relevantes e aplicáveis ao tópico a ser analisado. A Tabela 15 apresenta algumas fórmulas um pouco diferentes, por se destinarem mais a tratar a constituição do que as propostas apenas para cólicas (ver Tabela 10, p. 154). A dismenorreia é, antes de tudo, uma desordem de vata e, por isso, as três fórmulas abordam vata num certo grau, no sentido de dirigi-lo do útero de volta ao cólon onde é seu lugar.

Uma vez mais é o apana vayu que afeta tanto pitta quanto o canal da menstruação (srota). Este é um caso em que pode existir um desequilíbrio crônico de vata, causando um ressecamento ou constrição do canal do plasma, que irá esgotar o dhatu do plasma. Isso, por sua vez, afetará pitta, o dhatu do sangue, o canal do sangue e o canal da menstruação. O tratamento visa corrigir o apana vayu. As doses variam de 6 a 8 gramas por dia (2 × 3 g ou 2 × 4 g), entre as refeições, com água morna ou chá de gengibre por dois a quatro meses, dependendo da paciente e do tempo em que o problema existe.

Tabela 15. Fórmulas para Tratamento da Dismenorreia

DOSHA	ERVA (PROPORÇÃO)	PARTE DA PLANTA	EFEITO NO METABOLISMO	EFEITO NO DOSHA
Vata	(3) Sabugueiro-d'água	casca	quente	+P
	(2) Angélica	raiz	quente	+P
	(2) Agnocasto	semente	quente	+P
	(2) Artemísia	planta	quente	+P
	(2) Valeriana	raiz	quente	+P
	(2) Malvaísco	raiz	frio	+K
	(1) Cominho	semente	frio	=VPK
	(1) Funcho	semente	frio	=VPK
	(1) Gengibre	raiz	quente	+P
Dose: 1 colher de chá (aprox. 3 g) duas vezes ao dia, entre as refeições, com água morna e mel.				

Dosha	Erva (Proporção)	Parte da Planta	Efeito no Metabolismo	Efeito no Dosha
Pitta	(3) Sabugueiro-d'água	casca	quente	+P
	(2) Agnocasto	semente	quente	+P
	(2) Poejo	planta	quente	+P (moderado)
	(2) Alcaçuz	raiz	frio	+K
	(2) Valeriana	raiz	quente	+P
	(1) Cominho	semente	frio	=VPK
	(1) Funcho	semente	frio	=VPK
	(1) Canela	casca	quente	+P

Dose: 1 colher de chá (aprox. 3 g) duas vezes ao dia, entre as refeições, com água morna e açúcar natural.

Kapha	(3) Sabugueiro-d'água	casca	quente	+P
	(3) Angélica	raiz	quente	+P
	(2) Agnocasto	semente	quente	+P
	(2) Poejo	planta	quente	+P (moderado)
	(2) Valeriana	raiz	quente	+P
	(2) Dente-de-leão	raiz	frio	+V
	(1) Feno-grego	semente	quente	+P
	(1) Cominho	semente	frio	=VPK
	(1) Gengibre	raiz	quente	+P

Dose: 1 colher de chá (aprox. 3 g) duas vezes ao dia, entre as refeições, com água morna e mel.

Estudo de Caso 6

Uma mulher que tinha tido dismenorreia (menstruação difícil) e menorragia (excesso de sangramento) durante vários anos e apresentava, naquele momento, agravamento dos sintomas. Ela sentia muita dor. Sua função hepática estava bastante comprometida. Gostava de beber e fumar socialmente. A constituição da paciente era pitta. Pitta e vata revelavam um desequilíbrio e os dhatus do plasma e do sangue tinham sido afetados. Os dois sistemas associados com esses srotas também apresentavam distúrbio, assim como o srota da menstruação. O apana vayu estava alterado e se movia no sangue, carregando pitta ama (toxinas) nos srotas do sangue e da menstruação. Eu lhe propus a fórmula mostrada na Tabela 16. Depois de um ciclo, uma significativa melhora tinha se verificado. Depois de três ciclos ela se sentia 80% melhor. Depois de quatro ciclos, estava 90% curada. Seu estilo de vida não contribuía para o processo de cura, embora algumas mudanças na alimentação tivessem sido feitas. A digestão melhorara imediatamente, indicando que esta fora a causa fundamental dos seus problemas, sendo, por sua vez, afetada por um comportamento errático tipo vata e hábitos que afetavam sua constituição pitta. Isso resultara num desequilíbrio da menstruação, à medida que toxinas percorriam todo o corpo.

Tabela 16. Fórmula para o Estudo de Caso 6

Dosha	Erva (Proporção)	Parte da Planta	Efeito no Metabolismo	Efeito no Dosha
Pitta	(3) Genciana	raiz	frio	+V
	(3) Bérberis	raiz	quente	+V
	(2) Cúrcuma	raiz	quente	=VPK
	(2) Angélica	raiz	quente	+P
	(2) Erva-de-são-cristóvão	raiz	frio	+V
	(2) Agnocasto	semente	quente	+P
	(2) Alcaçuz	raiz	frio	+K
	(1) Funcho	semente	frio	=VPK
	(1) Cominho	semente	frio	=VPK
	(1) Gengibre	raiz	quente	+P

Dose: 2 cápsulas, três vezes ao dia, com água, antes das refeições.

Menorragia
(sangramento excessivo ou irregular)

Há uma série de causas para a menorragia. Além disso, ela, algumas vezes, pode indicar problemas mais graves. É necessário muito cuidado para tratar esse distúrbio e para decidir qual é a sua causa básica. A menorragia pode resultar de um desequilíbrio hormonal ou se manifestar como parte do climatério ou pré-menopausa. Ela decorre, primariamente, de um desequilíbrio de pitta, uma vez que envolve a circulação e o fluxo sanguíneo. Abortos, provocados ou espontâneos, endometrite e DIUs podem ser a causa da menorragia. As fórmulas dadas na Tabela 17 agem no sentido de equilibrar o sistema endócrino, o dosha pitta e o tipo constitucional.

À medida que pitta aumenta, devido ao stress mental, à alimentação ou ao estilo de vida, ele passa para o srota do sangue. Envolve o ranjaka pitta. Geralmente, as funções do fígado/vesícula biliar/baço já foram afetadas antes de pitta se mover para o srota da menstruação. O tratamento visa principalmente equilibrar pitta, eliminando o calor do sangue e do trato intestinal e aumentando a função dos órgãos, além de tonificar o útero. Embora vata desempenhe um papel secundário como princípio do movimento, ele também deveria ser considerado. As doses variam de 6 a 8 gramas por dia (2 x 3 g ou 2 x 4 g), entre as refeições, com água morna ou chá de gengibre, durante dois a quatro meses, dependendo da duração do problema.

Tabela 17. Fórmulas para o Tratamento da Menorragia

Dosha	Erva (Proporção)	Parte da Planta	Efeito no Metabolismo	Efeito no Dosha
Vata	(3) Agnocasto	semente	quente	+P
	(3) Bardana	raiz	frio	+V
	(2) Angélica	raiz	quente	+P
	(2) Framboesa	planta	frio	+V
	(1) Funcho	semente	frio	=VPK
	(1) Canela	casca	quente	+P
	(1) Gengibre	raiz	quente	+P
	(1/4) Açafrão	flor	frio	=VPK
Dose: 1 colher de chá (aprox. 3 g) duas vezes ao dia, entre as refeições, com água morna e mel.				

Dosha	Erva (Proporção)	Parte da Planta	Efeito no Metabolismo	Efeito no Dosha
Pitta	(3) Framboesa	planta	frio	+V
	(3) Bardana	raiz	frio	+V
	(2) Agnocasto	semente	quente	+P
	(2) Mil-folhas	folha	frio	+V
	(2) Angélica	raiz	quente	+P
	(2) Alcaçuz	raiz	frio	+K
	(1) Funcho	semente	frio	=VPK
	(1) Canela	casca	quente	+P
	(1/4) Açafrão	flor	frio	=VPK

Dose: 1 colher de chá (aprox. 3 g) duas vezes ao dia, entre as refeições, com água morna e açúcar natural.

Dosha	Erva (Proporção)	Parte da Planta	Efeito no Metabolismo	Efeito no Dosha
Kapha	(3) Angélica	raiz	quente	+P
	(3) Bardana	raiz	frio	+V
	(2) Agnocasto	semente	quente	+P
	(2) Mil-folhas	folha	frio	+V
	(2) Dente-de-leão	raiz	frio	+V
	(1) Feno-grego	semente	quente	+P
	(1) Cominho	semente	frio	=VPK
	(1) Gengibre	raiz	quente	+P
	(1/4) Açafrão	flor	frio	=VPK

Dose: 1 colher de chá (aprox. 3 g) duas vezes ao dia, entre as refeições, com água morna e mel.

Leucorreia
(corrimento anormal)

Qualquer secreção anormal é chamada leucorreia. Ela inclui todos os tipos de infecção por fungos ou um corrimento viscoso esbranquiçado. Indica que a flora interna sofreu distúrbio. Normalmente, a vagina tem uma qualidade ligeiramente ácida. Quando o equilíbrio é rompido, bactérias e fungos encontram um ambiente propício para se propagar rapidamente. As secreções podem ser acompanhadas de prurido e queimação ao redor da abertura vaginal.

Como causas enumeramos o cansaço, os desequilíbrios no trato intestinal, o excesso de relações sexuais, a higiene inadequada ou o uso de produtos de "higiene pessoal" que contenham perfumes ou substâncias químicas. Os antibióticos são também uma causa muito importante de infecções fúngicas. Evite-os se você tiver uma suscetibilidade nessa área. Sabe-se ainda que algumas pílulas anticoncepcionais causam leucorreia. Roupas íntimas sintéticas e meias de náilon também podem desequilibrar o ambiente interno da vagina. Peças íntimas de algodão não causam esse problema porque são permeáveis ao ar. Uma alimentação incorreta, com alto consumo de açúcar, café ou álcool pode igualmente contribuir para o desequilíbrio vaginal.

A leucorreia é principalmente uma desordem kapha, que envolve os srotas do plasma e da menstruação; contudo, ela pode incluir os outros dois humores. Se esse distúrbio for crônico, você precisará de um programa para equilibrar seu sistema digestivo e uma mudança na alimentação. Você provavelmente tem um kapha elevado e baixo agni. O foco principal deverá ser o estado de agni nos casos crônicos. Um tratamento de duas semanas com cápsulas de *acidophilus* (bactéria probiótica) é necessário, juntamente com alguns condimentos digestivos, como os que são usados neste livro: cominho, funcho e feno-grego. Misture partes iguais dos condimentos, moendo-os até se transformarem em pó, e tome ½ colher de chá antes de cada refeição durante duas semanas. Você poderá substituir esse pó pelas fórmulas apresentadas na Tabela 18. Adicione ghee à fórmula de pitta para aumentar agni. Pó de gengibre poderá ser utilizado nas fórmulas de vata e kapha para elevar agni. O tratamento é mais eficaz quando aplicado externamente (como ducha vaginal). As fórmulas de ervas são apenas auxiliares nesse tratamento porque diminuem kapha e desintoxicam o sistema digestivo, sangue e vagina. Os tratamentos da Tabela 18 são apresentados como fórmulas para uso interno e para duchas.

Tabela 18. Fórmulas para Tratamento da Leucorreia

Dosha	Erva (Proporção)	Parte da Planta	Efeito no Metabolismo	Efeito no Dosha
Vata Fórmula para uso interno	(3) Hidraste (2) Equinácea (2) Bérberis (2) Genciana (1) Cardamomo (1) Cominho (1) Gengibre	raiz raiz raiz raiz semente semente raiz	frio frio quente frio quente frio quente	+V +V +V +V +P =VPK +P

Dose: 2 gramas três vezes ao dia com água morna e mel, uma hora antes de comer. Não tome esta fórmula por mais de dez dias ou por menos de seis dias.

| **Vata** Ducha | (1) Hidraste (1) Cúrcuma (1) Alcaçuz | raiz raiz raiz | frio quente frio | +V =VPK +K |

Faça uma decocção com as raízes. Use uma xícara desse líquido, na temperatura do corpo, duas vezes ao dia como ducha vaginal.
OU
Misture ¼ de xícara de iogurte natural com 1 cápsula de *acidophilus*. Aplique com ducha antes de dormir, mantendo dentro da vagina durante 20 a 30 minutos.

| **Pitta** Fórmula para uso interno | (3) Hidraste (2) Equinácea (2) Bérberis (2) Cúrcuma (2) Genciana (1) Cardamomo (1) Cominho | raiz raiz raiz raiz raiz semente semente | frio frio quente quente frio quente frio | +V +V +V =VPK +V +P =VPK |

Dose: 2 gramas três vezes ao dia com água morna e mel, uma hora antes de comer. Não tome esta fórmula por mais de dez dias ou por menos de seis dias.

| **Pitta** Ducha | (1) Hidraste (1) Genciana (1) Cúrcuma | raiz raiz raiz | frio frio quente | +V +V =VPK |

Faça uma decocção com as raízes. Use uma xícara desse líquido, na temperatura do corpo, duas vezes ao dia como ducha vaginal.

| **Kapha** Fórmula para uso interno | (3) Hidraste (2) Equinácea (2) Bérberis (1) Pimenta-do-reino (1) Cardamomo (1) Cominho (1) Gengibre | raiz raiz raiz semente semente semente raiz | frio frio quente quente quente frio quente | +V +V +V +P +P =VPK +P |

Dose: 2 gramas três vezes ao dia com água morna e mel, uma hora antes de comer. Não tome esta fórmula por mais de dez dias ou por menos de seis dias.

Dosha	Erva (Proporção)	Parte da Planta	Efeito no Metabolismo	Efeito no Dosha
Kapha Ducha	(1) Hidraste (1) Cúrcuma (1) Gengibre	raiz raiz raiz	frio quente quente	+V =VPK +P
Faça uma decocção com as raízes. Use uma xícara desse líquido, na temperatura do corpo, duas vezes ao dia, como ducha vaginal.				

Vaginite

Este é, antes de mais nada, um distúrbio de vata, que pode se originar de uma exacerbação mental de vata ou de qualquer perturbação crônica de vata, que passa para a vagina através do apana vayu e do srota do vayu. A fórmula para duchas apresentada para leucorreia na Tabela 18 (ver pp. 171-172) poderá ser usada no tratamento dessa afecção. O uso interno de ervas não é realmente necessário nessa situação. Seria melhor cuidar da alimentação e do estilo de vida para diminuir vata em geral e para equilibrar a digestão.

Cremes são úteis para o tratamento dos sintomas e se adaptam a todas as constituições. Utilize creme de tagetes ou de calêndula (disponíveis em farmácias de manipulação ou em casas de produtos naturais). Acrescente, em cada um, 5 gotas de tinturas de hidraste e de camomila para cada colher de chá de creme. Misture e aplique sempre que necessário.

Alimentação e stress são os principais fatores na vaginite. Com frequência, uma mudança na alimentação resolverá a vaginite de repetição. Se houver ardência, bhrajaka pitta e ranjaka pitta estão envolvidos. A purgação de pitta do sistema digestivo e a reconstrução da flora intestinal podem ser tratamentos internos eficazes. Café, chá, açúcar branco, álcool e fumo deveriam ser evitados para auxiliar no processo de cura.

Capítulo Dez

Climatério (Pré-Menopausa)

Ela está encarnada como Tu e vive sempre em meu coração.

— Tripura Rahasya

Existem tantas incorreções e falta de informação sobre o período de tempo que antecede a menopausa que fica difícil saber o que é verdade e o que não é. Essa época é conhecida como climatério ou pré-menopausa e geralmente ocorre no final da terceira década ou no início da quarta década de vida. É quando o corpo está mudando. Não se trata de uma doença ou de algo a se temer ou ignorar. As mulheres, como grupo, são treinadas a encarar esse período com apreensão porque a sociedade o estigmatizou, relacionando-o com o envelhecimento.

Uma das minhas pacientes teve uma reação espantosa às mudanças que ocorriam em seu corpo. Ela tinha vários problemas com o corpo e me procurou devido a esses distúrbios. Seu pulso mostrava que a função endócrina estava afetada, entre outras coisas. Ela me contou que algo estranho a intrigava: algumas noites acordava encharcada de suor, tão molhada que precisava trocar os lençóis. Quando lhe expliquei que, aos 38 anos, estava tendo sintomas de pré-menopausa, ela mudou de assunto!

Essa é uma situação alarmante porque significa que essa paciente poderia ignorar sinais precoces (sem mencionar o desconforto), que a incentivariam a procurar um apoio natural para o corpo. Eu lhe indiquei uma fórmula que iria ajudá-la não somente com seus outros problemas físicos, mas também curar o suor noturno. Disse-lhe que não havia necessidade de se preocupar com as mudanças em seu corpo. Estas nada mais indicavam do que uma alteração no metabolismo. De fato, toda a menopausa é simplesmente isso — uma mudança na função metabólica. Não é uma doença ou problema, a menos que falte um apoio adequado para o corpo. O Ayurveda pode fornecer esse apoio melhor que qualquer outro sistema isolado, uma vez que ele é extremamente abrangente em sua abordagem terapêutica. O seu bem-estar é o fator mais importante em todas as abordagens terapêuticas.

Com as enormes quantidades de informações incorretas nos meios de comunicação e nos livros, é difícil decidir em que acreditar. Aqui estão algumas informações que reuni ao longo dos anos acerca do climatério e da menopausa que devem ajudar a derrubar certos mitos.

A menopausa e o climatério não são deficiências ou doenças. Por isso, toda a questão da "terapia de reposição hormonal" é absurda desde o início. A menopausa é uma mudança metabólica que afeta a mente e o corpo. Ela é apenas isto e nada mais — uma mudança. Mudança é a única constante na vida e na natureza. Você também poderia até mesmo considerar a "terapia de reposição hormonal" como uma tentativa de interromper a vida ou a mudança, o que, em qualquer sistema, se equipara à morte. É mais racional presumir que a *prevenção* de um processo natural (menopausa) seja a causa de doenças do que o processo em si seja um problema.

Mais de 50% de todas as mulheres não têm dificuldades no climatério ou na menopausa. Somente 15% das mulheres "aptas" a fazer a terapia de reposição hormonal (HRT) efetivamente a fazem. Metade de todas as mulheres que tentaram HRT ou ERT (reposição de estrogênio) interromperam o tratamento dentro de um período de três meses devido a efeitos colaterais indesejáveis. Os efeitos tardios da HRT ou da ERT não são conhecidos. Os efeitos colaterais, precoces ou tardios, não foram ainda de todo esclarecidos.

Sabe-se que a HRT tem os seguintes efeitos colaterais: aumenta a pressão sanguínea e o sangramento vaginal, faz com que as mulheres engordem, fiquem com os seios doloridos e sofram de náusea e vômitos. HRT causa inchaço, cólicas uterinas, dores de cabeça e depressão. A frequência de cistos aumenta em 20%. O uso de medicamentos estrogênicos (ERT, HRT ou pílula anticoncepcional) durante cinco anos ou mais eleva o risco de ataques cardíacos em 71%. Os índices de doenças da vesícula, diabetes e doenças dos pulmões também crescem. Verificou-se que a ERT tem pouco efeito nas oscilações emocionais e outros problemas subjetivos associados ao climatério e à menopausa.

Outros efeitos conhecidos, citados em estudos médicos, incluem um aumento na incidência do câncer de mama e doenças cardiovasculares em mulheres com idade entre 50 e 64 anos acima de 40%. Esse número sobe para até 70% no grupo etário entre 65 e 69 anos. Existe um efeito negativo documentado nas lipoproteínas e colesterol HDL causado por medicamentos estrogênicos. Ficou demonstrado que a ERT aumenta a incidência do câncer de mama em 40%. Quanto mais tempo você fizer a ERT ou HRT maior será seu risco de ter câncer ou problemas cardíacos. Isso significa que, se você começar a HRT aos 42 anos, como muitos médicos recomendam, sua possibilidade de desenvolver câncer ou doença cardiovascular com a idade de 52 anos varia entre 50 e 100%, dependendo da origem e do foco do estudo. Esses efeitos colaterais foram documentados em revistas médicas que eu li.

Embora alguns laboratórios estejam colocando no mercado produtos com formas chamadas "naturais" de estrogênio e progesterona, você deve estar atenta para o fato de que esses grupos hormonais não ocorrem na natureza esses hormônios só são naturais quando produzidos pelo corpo humano. Grande parte dos estrógenos atualmente usados é feita de urina de cavalo — uma substância natural. Entretanto, o processo de se isolar o estrogênio de éguas altera a sua natureza. De qualquer modo, o estrogênio de éguas é muito diferente do estrogênio humano. Um médico declarou abertamente que não existe semelhança entre os dois. Além disso, 33% das mulheres que tomam esse tipo de produto desenvolvem uma anormalidade pré-cancerosa chamada hiperplasia uterina. Em geral, é só uma questão de tempo antes que esse quadro se transforme em câncer de útero.

Essas informações são bastante conhecidas nos círculos médicos. Contudo, as coisas assumem um novo aspecto quando você lê no jornal que você, como uma mulher no climatério (isto é, *todas* as mulheres entre 38 e 52 anos), deveria fazer reposição hormonal para impedir doenças cardíacas. Como a pesquisa científica demonstra exatamente o contrário, fico imaginando qual é a motivação das pessoas que fabricam esses produtos. Todos os produtos para HRT e ERT, na verdade, trazem advertências de que se qualquer problema cardíaco ou circulatório conhecido existir o produto estará contraindicado. A lógica aqui é interessante. Um produto que tem contraindicação para problemas cardíacos, que, se sabe, eleva o risco de doenças cardiovasculares, é recomendado para prevenir ataques cardíacos. Isso é ainda mais enfatizado pelo fato de o FDA não ter aprovado HRT ou ERT como tratamento eficaz para ataques cardíacos devido a uma falta de provas clínicas.

Não apenas os grupos hormonais do estrogênio e da progesterona começam a declinar nas mulheres no climatério, mas outros grupos hormonais também diminuem, como os glicocorticoides, que são produzidos nas glândulas adrenais. Esse grupo inclui o atualmente reconhecido DHEA e a cortisona, entre outros. É ingenuidade pensar que, quando toma esses hormônios individualmente, uma pessoa não experimentará efeitos colaterais, uma vez que ela estará prejudicando o restante das funções endócrinas do corpo. Isso também é verdadeiro no caso da melatonina. Pessoas inteligentes deveriam considerar o grande número de efeitos colaterais atribuídos a hormônios isolados de seus ambientes naturais e aplicar essa lição aos hormônios melatonina e DHEA. Somem dois mais dois!

A segunda justificativa usada na mídia e pela comunidade médica é que a HRT e a ERT previnem a osteoporose. Contudo, nenhum estudo demonstrou que qualquer um dos dois tratamentos ajuda o corpo a absorver cálcio. Provou-se que o estrogênio suprime a morte de células dos ossos ou osteócitos. Isso é dado como justificativa para uso da ERT ou HRT como medicação para prevenir a osteoporose. Entretanto, se o tratamento for interrompido, dentro de pouco tempo todo o benefício para os ossos é perdido. Está claro que, se você fizer a reposição hormonal durante dez anos para prevenir a perda de cálcio e depois parar, dentro de um ano os benefícios terão desaparecido. Porém, a possibilidade de você ter câncer de mama ou de útero, ou doenças cardiovasculares terá aumentado em 50 até 100%. Esse é um tipo de tratamento aceitável para você?

A dra. Nancy Beckham escreveu no *Australian Journal of Medical Herbalism* (volume 7(2), em 1995):

> Apesar de todas as desvantagens conhecidas e falta de dados precisos que recomendem seu uso, as mulheres continuam sendo pressionadas a tomar essas potentes drogas hormonais. Se somarmos todas as advertências, precauções, contraindicações e efeitos colaterais, o número chega a mais de 100. Causa perplexidade para a autora o fato de que alguém possa querer produzir essas drogas, sem falar em prescrevê-las.

O dr. R. Hoover publicou um artigo na *Elsvier Medical Journal*, uma renomada revista médica da Holanda, em 1980, no qual afirmava:

> Não somente a espécie humana está atualmente participando de um massivo experimento para se avaliar a carcinogenicidade desses compostos (drogas estrogênicas), como o significado para a saúde pública de até mesmo pequenas alterações no risco carcinogenético devido a essas drogas é substancial.

O dr. Hoover simplesmente declara nesse trabalho que o risco é enorme para a sociedade como um todo, com suas amplas ramificações no que se refere ao câncer e quem sabe a outros problemas desconhecidos. Essa é a imagem que você tinha da medicina moderna? Essa é, talvez, uma indicação do porquê de mais de 60% dos norte-americanos buscarem formas alternativas de medicina?

Em todo caso, por que fazer um tratamento químico como a HRT ou a ERT para impedir a osteoporose ou doenças cardíacas nos anos de climatério quando estatísticas demonstram que esses distúrbios muito provavelmente irão ocorrer entre 20 e 30 anos *depois* da menopausa — quando a mulher tiver por volta de 70 ou 80 anos de idade. Essa lógica pressupõe que é melhor morrer de câncer ou doença cardíaca aos 60 do que ter uma fratura de quadril aos 75 anos. *Quinze anos de sua vida podem ser perdidos ou colocados em risco de uma doença séria simplesmente porque seu corpo estava passando por uma mudança metabólica natural.*

A osteoporose pode ser evitada muito facilmente por um método cientificamente comprovado — tenha uma alimentação pobre em proteínas. Em outras palavras, torne-se vegetariana. Isso tem sido de conhecimento geral na comunidade médica por mais de 20 anos. Na verdade, numerosos estudos tentaram criar um tipo de alimentação no qual você *não* recebe uma quantidade suficiente de proteínas. Todos esses estudos falharam exceto um, no qual alimentos altamente processados e outros, ricos em calorias e de baixo valor nutritivo, consistindo principalmente de açúcar, eram usados. Mulheres vegetarianas têm 25% menos fraturas de ossos entre as idades de 60 e 90 anos do que mulheres com uma alimentação rica em proteínas.

Outra informação incorreta corrente na mídia é que a ingestão de suplementos de cálcio pode impedir a perda de cálcio dos ossos. Em 1984, o *British Medical Journal* publicou um estudo, o qual demonstrou que a ingestão de cálcio não tem nenhuma relação com a perda de cálcio dos ossos. As conclusões desse estudo foram corroboradas por outro, realizado na Clínica Mayo, o qual indicou que não há evidência de relação entre ingestão de cálcio e densidade óssea. Esses estudos não foram desmentidos em mais de 20 anos. De fato, estudos mais recentes continuam a chegar à mesma conclusão — tomar suplementos de cálcio não impede a osteoporose.

Existe, entretanto, ampla evidência científica de que uma alimentação rica em proteínas — baseada em proteínas animais — constitui a causa primária de perda de densidade óssea. Essa não é uma área de controvérsia na comunidade médica. Uma alimentação com altos índices de proteína é a causa principal de osteoporose nos Estados Unidos. A mudança mais importante que você pode fazer se quiser evitar a osteoporose é se tornar vegetariana em vez de fazer reposição hormonal ou tomar suplementos de cálcio. Isso, em conjunto com exercícios diários, mostrou ser mais eficaz do que qualquer outro tratamento conhecido. *Essa abordagem deveria ser iniciada nos anos de climatério e não depois de a menopausa ter ocorrido.*

Outro fator na prevenção da osteoporose é a eliminação dos seguintes itens de sua alimentação semanal (fins de semana não contam, a menos que o risco, no seu caso, seja elevado!): cigarros, café, cafeína, açúcar branco, álcool, sal de cozinha, fosfatos, bebidas gaseificadas (com gás carbônico), diuréticos e antiácidos, com alumínio em sua composição. Todas essas substâncias roubam cálcio dos seus ossos. Pare de consumi-las e você estará fazendo muito no sentido de prevenir fraturas ou colapso físico quando tiver idade avançada. Eu li um estudo no qual se constatou que uma alimentação vegetariana, um estilo de vida saudável e a ingestão de suplementos de ervas contribuíram para o *ganho* de cálcio nos ossos em mulheres com mais de 60 anos de idade. Esse estudo poderá não ser aceito por muitos médicos ou pesquisadores, mas ele indica aquilo que o Ayurveda conhece há muitos anos — é possível rejuvenescer o corpo.

A Perspectiva Ayurvédica

A doença, de acordo com o Ayurveda é um desequilíbrio dos três doshas ou humores. O que é, então, uma mudança no metabolismo? Se a menopausa não corresponde a uma doença de deficiência, então o que ela é e como devemos tratá-la, se isso for de todo necessário?

O Ayurveda considera o climatério ou pré-menopausa como um período em que a reflexão é necessária. A direção de sua vida e seus objetivos mais importantes deveriam ser questionados e você deveria pensar sobre eles. Mudanças externas poderão ou não ser necessárias. Mudanças internas certamente serão necessárias ou o conflito poderá se instalar na mente e no corpo. Essas mudanças talvez sejam pequenas ou então significativas. A ênfase é colocada em seu mundo interior — as ideias, conceitos e valores que você defende. Estes podem precisar ser revistos ou mudados. Você poderá ter que se abrir a aspectos de você mesma que tinha deixado ocultos.

À medida que se aproxima desse período da vida, seu papel irá mudar se você tem filhos. Irá se separar deles e sua definição de você mesma como mulher poderá ser afetada por essa mudança. Se você não tiver filhos, poderá sentir necessidade de alterar sua autodefinição no que se refere à carreira ou à sociedade. Ou tudo que foi dito acima. A essência dessas mudanças é um chamado profundo e primordial de sua alma. A questão real não é o seu ambiente externo ou mesmo o seu mundo interior — é quem você é. Qual é a sua verdadeira natureza? Você está limitada ao seu templo, o corpo? Está limitada à sua servidora, a mente? Ou você é a manifestação de uma percepção consciente que está além de qualquer descrição? O período que leva à menopausa e esta em si é quando Prakruti — Mãe Natureza — mergulha novamente em Purusha — a consciência pura.

Isso é tão fundamental para uma mulher e, no entanto, ela o esquece completamente. As mulheres frequentemente se perguntam por que os homens são tão pouco inteligentes (posso fazer essa afirmação porque sou homem). A resposta se encontra no processo que acabei de descrever. A natureza força uma mulher a se recolher em seu íntimo para encontrar a fonte fundamental e real do ser. Os homens também são levados a isso, mas por meio do intelecto e não do corpo, das sensações e sentimentos. Essa época é uma dádiva e uma mulher que a atravessa num sentido verdadeiro (não apenas fisicamente) se torna bonita, sábia e afetuosa na expressão mais elevada dessas palavras.

Falhamos, como sociedade, em compreender esse processo, o que conduziu a uma maior supressão da verdadeira feminilidade e à destruição do planeta. O tratamento materialístico do climatério e da menopausa é simplesmente um reflexo de total ignorância. Lidar com essa oportunidade como se ela fosse uma doença é algo absurdo segundo a concepção ayurvédica — o significado mais profundo do processo sendo por força completamente negado.

Sua primeira obrigação é honrar a si mesma e ajudar seu corpo a atravessar esse período de mudança. Siga a orientação física — o dedo apontando para a Lua — para mergulhar em seu íntimo e encontrar a fonte de toda feminilidade, o substrato do ser.

Se você não colaborar com o corpo, os sintomas físicos poderão desviar sua atenção e ser perturbadores. Se os sintomas forem evidentes, isso significa que você tem negligenciado seu corpo há algum tempo ou ignorado um anseio mais profundo. A maior parte das mulheres na Índia antiga não sentia nenhuma mudança ou sintomas dignos de nota. Um dia, elas simplesmente paravam de menstruar. Esse ainda é o caso em muitos lugares do mundo. Médicos progressistas têm atribuído a irrupção de problemas no climatério à saturação do nosso ambiente e à cadeia alimentar de produtos químicos estrogênicos. Espera-se das mulheres, outras pessoas acham, que sejam homem e mulher no mundo moderno — fortes, competitivas, insensíveis e implacáveis e, em seguida mães, esposas e companheiras amorosas, que se preocupam com todos — enquanto limpam a casa, lavam roupa e participam do rodízio de automóveis na vizinhança para levar os filhos à escola. Outros, ainda, documentaram a relação entre atitudes culturais e a facilidade com a qual as mulheres passam pela menopausa. Em minha opinião, todos os fatores são extremamente importantes — não menos importante é o fato de que 60% das norte-americanas adultas são obesas devido a maus hábitos alimentares.

A feminilidade em geral é suprimida e desrespeitada pela sociedade ocidental, especialmente nos Estados Unidos. A feminilidade atualmente está confinada à atração sexual. As modelos e a indústria da moda estão sob o comando de pessoas que não valorizam um corpo feminino normal. Todos esses conflitos e contradições impedem que as necessidades básicas das mulheres sejam atendidas, causando, assim, dificuldades na menopausa e no período que leva a ela.

As coisas físicas que você pode fazer, ao se preparar para essas mudanças, são exercitar-se regularmente, ter uma alimentação natural e começar a rejuvenescer seu corpo com ervas. Muitos sintomas, como ondas de calor, têm desaparecido como resultado de alterações apenas na alimentação. Na verdade, estudos clínicos demonstraram que uma alimentação natural, pobre em proteínas, aliada a exercícios regulares é tão eficaz quanto a HRT. Sabe-se que fumar cigarros afeta os níveis de estrogênio e contribui para ondas de calor. Adote um estilo de vida saudável se você estiver tendo problemas. Se não estiver tendo problemas, adote-o de qualquer maneira.

No Ayurveda, todos os sinais da pré-menopausa ou climatério estão diretamente relacionados com o sétimo nível tecidual ou shukra dhatu. Se houver sinais óbvios de deficiência, o sétimo nível deverá ser nutrido e rejuvenescido. A maneira mais básica de fazê-lo é pela utilização dos métodos citados acima — alimentação e exercícios. Evidentemente, os outros seis tecidos devem ser nutridos antes que a essência dos alimentos alcance o sétimo nível; portanto, devemos iniciar com o tratamento básico — alimentação. A seguir, ervas podem ser tomadas para fortalecer o sétimo nível diretamente. Dong quai, raiz de confrei, raiz de malvaísco, alcaçuz, ashwagandha, ginseng e shatavari são algumas das minhas favoritas para nutrir shukra.

A principal abordagem no Ayurveda é a dos tônicos, fortalecimento e apoio ao corpo. O Ayurveda não trata a menopausa como doença porque ela representa uma parte natural da vida.

Alguns sinais comuns do climatério, de uma perspectiva ayurvédica, são:

- Ciclos menstruais irregulares (função endócrina vata);
- Falha na menstruação (vata e pitta, com possível bloqueio de kapha);
- Falha no ciclo, seguida de ciclos normais durante um longo tempo (função endócrina vata);
- Depressão (função endócrina vata);
- Oscilações emocionais (função endócrina vata);
- Perturbações do sono (função endócrina vata e pitta);
- Diminuição da memória (todos os humores);
- Mudanças na sexualidade (função endócrina vata);
- Mudanças no fluxo menstrual (mais pesado ou mais leve) (função endócrina pitta);
- Ondas de calor e frio no corpo (função endócrina vata e pitta);
- Fogachos (função endócrina pitta);
- Suor noturno (função endócrina pitta);
- Mudanças na pele e no cabelo (todos os humores);
- Um pequeno, mas perceptível aumento de peso (função endócrina vata e pitta);
- Alterações na digestão (função endócrina pitta);
- Fadiga (função endócrina vata).

Tenho alcançado índices de sucesso muito bons no tratamento de todos esses sintomas do climatério com o uso das fórmulas abaixo, como base para cada tipo constitucional. Geralmente obtenho cerca de 55% de resultados positivos quando nenhuma mudança na alimentação é feita. Se uma mulher muda sua alimentação, além de tomar os suplementos de ervas, o tratamento tem sido mais de 80% eficaz na eliminação de todos os sintomas num período de seis meses. Até agora, cada caso em que uma mulher mudou sua alimentação e estilo de vida, além de tomar suplementos de ervas, obteve um resultado 100% positivo. Esta última categoria representa uma minoria de minhas pacientes e, por isso, mais pesquisa é necessária. Contudo, a tendência estabelecida é realmente encorajadora.

A Tabela 19 apresenta fórmulas que deveriam ser tomadas durante um período mínimo de três meses até, no máximo, de um ano. Três a seis meses é o tempo médio para que 85 a 95% de todos os sintomas desapareçam. Antes de tomar essas fórmulas certifique-se de que a língua não está recoberta por uma película espessa (toxinas). Essa camada de toxinas deverá ser removida pela ingestão de uma fórmula desintoxicante ou pela adição de Bérberis (*Berberis vulgaris*) e cúrcuma (*Curcuma longa*), na razão de 3:2 se houver um revestimento grosso ou 2:1 se este for moderado. Em geral, se a língua apresentar uma película será melhor descobrir por que ela está lá — é aconselhável consultar um profissional médico.

Tabela 19. Fórmulas para Tratamento de Sintomas no Climatério

Dosha	Erva (Proporção)	Parte da Planta	Efeito no Metabolismo	Efeito no Dosha
Vata	(3) Angélica	raiz	quente	+P
	(2) Sabugueiro-d'água	casca	quente	+P
	(2) Erva-de-são-cristóvão	raiz	frio	+V
	(2) Agnocasto	semente	quente	+P
	(2) Alcaçuz	raiz	frio	+K
	(2) Urtiga	planta	frio	+V
	(1) Cominho	semente	frio	=VPK
	(1) Funcho	semente	frio	=VPK
	(1) Gengibre	raiz	quente	+P

Dose: 1 colher de chá (aprox. 3 g) duas vezes ao dia, entre as refeições, com água morna e mel.

Dosha	Erva (Proporção)	Parte da Planta	Efeito no Metabolismo	Efeito no Dosha
Pitta	(3) Agnocasto	semente	quente	+P
	(2) Erva-de-são-cristóvão	raiz	frio	+V
	(2) Angélica	raiz	quente	+P
	(2) Alcaçuz	raiz	frio	+K
	(2) Urtiga	planta	frio	+V
	(1) Cominho	semente	frio	=VPK
	(1) Funcho	semente	frio	=VPK
	(1) Canela	casca	quente	+P
Dose: 1 colher de chá (aprox. 3 g) duas vezes ao dia, entre as refeições, com água morna e açúcar.				
Kapha	(3) Sabugueiro-d'água	casca	quente	+P
	(3) Angélica	raiz	quente	+P
	(2) Agnocasto	semente	quente	+P
	(2) Erva-de-são-cristóvão	raiz	frio	+V
	(2) Dente-de-leão	raiz	frio	+V
	(2) Urtiga	planta	frio	+V
	(1) Feno-grego	semente	quente	+P
	(1) Cominho	semente	frio	=VPK
	(1) Gengibre	raiz	quente	+P
Dose: 1 colher de chá (aprox. 3 g) duas vezes ao dia, entre as refeições, com água morna e mel.				

Estudo de Caso 7

Uma paciente me consultou por apresentar menstruações irregulares, padrões de sono ruins e indisposição física em geral. Ela tinha 48 anos e uma constituição pitta, com desequilíbrio de vata/pitta. Toxinas pitta (fogo) estavam presentes na língua e no corpo. Havia alguns problemas digestivos sem gravidade e sinais iniciais de má absorção de nutrientes. Vata forçara passagem para pitta, desequilibrando-o, assim como o sistema digestivo. Os rins estavam fracos devido à perturbação crônica de vata e à natureza superaquecedora de sua constituição pitta. Nenhum dos níveis teciduais apresentava deficiência ou tinha sofrido lesões. Um certo distúrbio se evidenciava no nível do tecido nervoso (majja dhatu) e no canal dos nervos (majja srota). Vata tinha sido afetado e estava prejudicando o sistema endócrino. Eu sugeri à paciente 20 gotas de tintura de agnocasto (*Vitex agnus castus*), duas vezes ao dia, para alívio imediato, porque ela tinha um trabalho importante e estava sob pressão naquele período. Isso equilibrou a função endócrina (especialmente a progesterona). Depois de dois meses eu a vi novamente; seus problemas menstruais tinham desaparecido quase completamente apenas com a tintura, a qual lhe pedi que deixasse de tomar por receio de um possível agravamento de vata. Eu também lhe tinha receitado uma fórmula de ervas para os distúrbios digestivos, os quais estavam 80% curados. A fórmula mostrada na Tabela 20 equilibrou tanto pitta quanto vata no sistema digestivo.

Ela continuou a tomar essa fórmula durante quatro meses, até que sua digestão estivesse normal e o organismo, limpo de toxinas. O uso de valeriana para purificar os canais dos nervos e para baixar o índice de vata foi essencial. Depois, eu lhe sugeri um tratamento prolongado com shatavari (*Asparagus racemosus*) e dong quai (*Angelica sinensis*), em partes iguais; a dose recomendada era de 4 gramas por dia, a ser tomada nos três a quatro anos seguintes, com o objetivo de rejuvenescer o corpo todo. Essa abordagem foi adotada para corrigir o desequilíbrio antigo de vata, para diminuir pitta e nutrir o nível do sétimo tecido, shukra. Um ano depois, 98% dos sintomas haviam deixado de existir. O fator variável é a quantidade de stress que ela sofre em sua profissão. No geral, ela está muito feliz e o total de sua energia e vitalidade aumentou. Em períodos de menos tensão, ela não tem sintomas. Há pouco apoio do estilo de vida nesse caso.

Tabela 20. Fórmula para o Estudo de Caso 7

Dosha	Erva (Proporção)	Parte da Planta	Efeito no Metabolismo	Efeito no Dosha
Pitta	(3) Bérberis	raiz	quente	+V
	(3) Genciana	raiz	frio	+V
	(2) Garança	raiz	frio	+V
	(2) Cúrcuma	raiz	quente	=VPK
	(2) Valeriana	raiz	quente	+P
	(2) Alcaçuz	raiz	frio	+K
	(2) Malvaísco	raiz	frio	+K
	(1) Funcho	semente	frio	=VPK
	(1) Cominho	semente	frio	=VPK

Dose: 3 gramas, duas vezes ao dia, antes do café da manhã e do jantar, com água e açúcar natural.

Estudo de Caso 8

Uma produtora de filmes me procurou devido a vários problemas, incluindo muito inchaço nos seios antes do início do ciclo, acompanhado por um aumento de peso geral, de aproximadamente três a quatro quilos. Ela se sentia desconfortável fisicamente e era dominada por um descontentamento generalizado — não quanto à família (era casada e tinha uma filha de 5 anos), mas sim a variáveis desconhecidas (um descontentamento subjetivo em relação à vida). Sofria crises de cansaço. Tinha tido gripe duas vezes naquele ano, algo incomum para ela. Sua idade era de 44 anos e sua constituição era vata/kapha, com desequilíbrio de vata. Os órgãos digestivos estavam produzindo excesso de bile, porém agni (capacidade de digerir) era baixo. Seu organismo não estava tóxico, mas o início da síndrome da má absorção se manifestava em seu sistema intestinal, contribuindo para o cansaço geral. O sistema linfático se encontrava congestionado devido ao distúrbio de vata. Isso agravava kapha no corpo, causando retenção de água. O dhatu do plasma também tinha sido atingido pelo começo da subnutrição dos outros dhatus. Com o plasma e a linfa afetados, sua resposta imunológica estava prejudicada. Eu lhe sugeri a fórmula apresentada na Tabela 21.

Eu a vi no mês seguinte; ela tinha passado por algumas ondas emocionais fortes, mas seus seios estavam menos doloridos antes da menstruação. Depois de dois meses ela se sentia 70% melhor e o aumento de peso no corpo e nos seios tinha sido menos significativo. Seu ânimo estava mais estável, embora houvesse incerteza em sua vida profissional, o que causava tensão em sua vida. Ela estava muito feliz com os resultados; o tratamento continua, com a finalidade de prolongar o apoio que está sendo dado ao seu corpo. Os problemas digestivos, combinados com sua constituição, em parte kapha, fizeram com que ficasse vulnerável à retenção de água. Pela correção desses problemas e ingestão de dente-de-leão, como um diurético suave, fomos capazes de eliminar a fonte do distúrbio. A abordagem do desequilíbrio de vata com terapias de estilo de vida e ervas constituiu-se no fator fundamental para a reversão dessa tendência, uma vez que vata estava congestionando kapha e causando retenção de água.

Em qualquer tratamento, para você mesma ou para outras pessoas, o sistema digestivo precisa ser considerado. O estado de vata também é uma preocupação primordial porque ele pode afetar pitta ou kapha, como ocorreu nos dois estudos de caso discutidos.

Tabela 21. Fórmula para o Estudo de Caso 8

Dosha	Erva (Proporção)	Parte da Planta	Efeito no Metabolismo	Efeito no Dosha
Vata/ Kapha	(3) Sabugueiro-d'água	casca	quente	+P
	(3) Agnocasto	semente	quente	+P
	(3) Dente-de-leão	raiz	frio	+V
	(2) Angélica	raiz	quente	+P
	(2) Urtiga	planta	frio	+V
	(2) Erva-de-são-joão	planta	frio	+V
	(2) Cúrcuma	raiz	quente	=VPK
	(2) Genciana	raiz	frio	+V
	(1) Noz-moscada	noz	quente	+P
	(1) Funcho	semente	frio	=VPK
	(1) Cominho	semente	frio	=VPK
	(1) Gengibre	raiz	quente	+P

Dose: 3 gramas, duas vezes ao dia, antes das refeições, com água morna e mel.

No primeiro estudo, vata estava causando distúrbios no sistema endócrino, no sistema nervoso e em pitta. Como a paciente tinha uma constituição pitta, isso era natural e iria certamente ocorrer. No segundo exemplo, vata foi o responsável pelo desequilíbrio do sistema endócrino, sistema digestivo e linfático, além de diminuir agni — a capacidade digestiva. Se vata não tivesse sido tratado, além das funções digestivas, o resultado teria sido uma cura parcial ou a falha total.

Um aspecto muito importante de se usar ervas tônicas para fortalecer os tecidos reprodutores e ojas é que *o corpo deve estar livre de toxinas, podendo digerir os alimentos corretamente.* Se você deixar de seguir esta regra, as toxinas aumentarão em seu corpo, sua imunidade baixará, tornando-a vulnerável a muitos tipos de doença. Portanto, a regra no Ayurveda é que ervas rejuvenescedoras (ervas tônicas que constroem os sete níveis teciduais do corpo) devem ser tomadas somente depois de o corpo estar livre de todas as toxinas e haver agni suficiente para digerir essas ervas.

Esse fator isolado é a causa do insucesso dos herboristas ocidentais. Ervas como angélica, dong quai, alcaçuz, malvaísco, raiz de confrei, shatavari, ashwagandha, bala e ginseng devem ser prescritas quando o corpo está limpo, sendo capaz de processá-las, uma vez que elas são difíceis de digerir.

As plantas medicinais acima são as minhas preferidas para rejuvenescer o corpo e prepará-lo para a menopausa. Se a recomendação feita for adotada, os resultados normalmente serão excelentes. Sugiro as orientações a seguir quando se for utilizar essas ervas para cada um dos tipos constitucionais. Se um forte nervosismo ou grande tensão nervosa estiver presente, adicione ashwagandha durante um ano e depois a remova. Mulheres podem tomar ashwagandha por um período de até um ano; o uso mais prolongado não é aconselhável.

Vata: Shatavari, dong quai e alcaçuz. Use todas as plantas em quantidades iguais. Entretanto, elas serão mais eficazes se tomadas na fórmula a seguir:

(3) Shatavari	(2) Bala
(3) Dong quai	(1) Cominho
(2) Ashwagandha	(1) Funcho
(2) Alcaçuz	(1) Gengibre

Dose: 3 gramas de pó duas vezes ao dia, entre as refeições, com água morna (ou leite integral morno) e mel.

Pitta: Shatavari, alcaçuz, raiz de malvaísco, raiz de confrei e bala. A fórmula seguinte é mais eficaz do que quantidades iguais.

(3) Shatavari	(1) Musta
(2) Alcaçuz	(1) Cominho
(2) Raiz de malvaísco	(1) Funcho
(1) Canela	

Dose: 3 gramas de pó duas vezes ao dia, entre as refeições, com água morna (ou leite integral), ghee e açúcar natural.

Kapha: Dong quai, alcaçuz, shatavari, ashwagandha e ginseng. A fórmula seguinte é mais eficaz do que quantidades iguais dessas plantas.

(3) Dong quai	(1) Cominho
(2) Shatavari	(1) Feno-grego
(2) Ashwagandha	(1) Gengibre
(1) Alcaçuz	

Dose: 3 gramas de pó duas vezes ao dia, entre as refeições, com água morna e mel.

Existem muitos outros tônicos, como aloe gel, mas está além do escopo deste livro analisar as diferentes possibilidades disponíveis. Os chineses também conhecem numerosas outras plantas medicinais úteis nesse caso. O estudo dos três guias de ervas mencionados anteriormente irá suprir informações adicionais quando estas forem desejadas.

Capítulo Onze

Menopausa e Pós-Menopausa

> Shiva é a Consciência absoluta, sem qualquer forma. Sri Tripura é Shakti (energia) e testemunha do todo. Esse Ser (que compreende os outros dois) é totalmente perfeito e permanece não dividido.
>
> — Tripura Rahasya

A maior parte do que foi dito no capítulo anterior sobre o climatério se aplica também ao momento em que você parou de menstruar. Essa é uma oportunidade em que, por um período de dez anos, você poderá efetivamente rejuvenescer seu corpo por meio de plantas medicinais, alimentação e estilo de vida. Se tiver começado esse processo no período do climatério ou tiver feito isso durante toda a vida, ele será ainda mais fácil e eficaz depois da menopausa.

Entretanto, se a medicina natural é um conceito novo para você ou se você não adotou práticas saudáveis por outras razões, esteja segura de que pode começar agora e ainda ter bons resultados. Repito mais uma vez que sua saúde geral — especialmente a do sistema digestivo — é a base para sua saúde como mulher.

Na época em que você para de menstruar, os hormônios continuam a mudar por até dez anos. É por isso que você pode tomar ervas para suplementar as necessidades do seu organismo quanto a nutrientes e matérias-primas (fitoesteroides) que equilibram as funções endócrinas. Em algum momento, entre 50 e 60 anos — dependendo de sua alimentação, estilo de vida e saúde em geral — você entra no período de vida de vata.

Os aspectos positivos de vata são criatividade, intuição e percepção. A comunicação e as relações sociais também são partes importantes do período vata. Uma compreensão mais profunda da vida, que resulta em sabedoria é uma parte muito importante do período vata. Aparentemente, a sabedoria não é muito respeitada pela maioria das pessoas atualmente. Contudo, na verdade, esse pode não ser o caso. As forças de mercado têm dificuldade para ganhar dinheiro com a sabedoria, enquanto conseguem vender bilhões de dólares em produtos que afirmam poder mantê-la jovem e frívola. A despeito do alarido do mercado, as pessoas são realmente capazes de valorizar a sabedoria que emerge no período vata da vida.

Os aspectos negativos do ciclo dominado por vata são depressão, medo da morte, da deterioração e ansiedade. A maneira como você reage nos anos após a menopausa — que podem representar metade de sua vida se você viver até os 100 anos — depende daquilo que pensa, de seus hábitos diários e do que ingere. Se você tiver um estilo de vida, uma atitude e alimentação positivas, viverá bastante, criativamente, e será feliz. Por outro lado, vata tende a se desequilibrar mais facilmente à medida que o tempo passa, podendo causar problemas como artrite, osteoporose e outras doenças degenerativas.

Sua qualidade de vida pode ser facilmente mantida ou melhorada se você quiser. O estado de sua vida como um todo depois da menopausa — quer ela tenha ocorrido naturalmente ou devido a uma cirurgia — depende de você. Estudos indicam que se sua vida foi feliz e plena antes da menopausa, continuará sendo depois. O contrário também é verdadeiro. Existem poucos mistérios quando o assunto é a nossa saúde. O bom-senso nos diz que nossas atitudes básicas na vida determinam o estado geral de nossa saúde.

Um estudo recente, publicado na edição de abril de 1998 do *Journal of the American Medical Association*, apoiou a visão centenária do Ayurveda. Esse estudo acompanhou 1.700 pessoas durante 35 anos e monitorizou seus estilos de vida. Aqueles com "bons hábitos" e boa alimentação viveram mais em média. Entretanto, realmente impressionante a respeito das conclusões foi que, mesmo se os participantes com "bons" hábitos morressem antes daqueles com "maus" hábitos, morriam sem ficar cronicamente incapacitados. Em outras palavras, continuavam a ter uma qualidade de vida elevada até a morte ou pouco antes dela. Portanto, a qualidade de sua vida depende de você.

Como afirmei anteriormente, suplementos de ervas, alimentação e estilo de vida são considerados igualmente importantes pelo sistema ayurvédico. Adotar os três em conjunto apenas faz mais sentido e, geralmente, produz melhores resultados.

Esse conceito "resistiu" aos estudos científicos modernos. Num estudo que acompanhou mulheres na menopausa com ondas de calor, a alimentação e o estilo de vida mostraram ser tão eficazes quanto a HRT. Em outra pesquisa, na Alemanha, constatou-se que a cimicífuga racemosa (Erva-de-são-cristóvão) resolve tão efetivamente problemas de menopausa quanto a ERT, com uma exceção — não há efeitos colaterais. Assim, a ciência vem descobrindo repetidas vezes que muitas coisas naturais — como estilo de vida, alimentação e suplementos de ervas — podem ser tão eficazes quanto terapias químicas invasivas.

Deve estar claro para todos que plantas medicinais, alimentação e estilo de vida não podem ser patenteados sob um nome comercial e colocados à venda no mercado. Isso é especialmente verdadeiro no domínio da pesquisa com ervas. Quem estaria disposto a investir vários milhões de dólares na pesquisa de uma erva em sua totalidade, uma vez que nunca seria capaz de ganhar dinheiro com os resultados de suas descobertas? Obviamente, nossa sociedade inteira precisaria mudar dramaticamente para que isso se tornasse realidade. Até então, temos o antigo sistema e orientação do Ayurveda para nos guiar, como ele tem feito desde o início dos tempos.

Um aspecto da menopausa, de acordo com o Ayurveda, é a necessidade de cada mulher de reavaliar sua vida em todos os níveis, especialmente em questões de identidade. Se a sua identidade está limitada ao seu corpo e a uma aparência jovem, você terá dificuldades, à medida que o corpo for amadurecendo e passar a divergir de uma imagem socialmente desejável. Se a sua identidade estiver limitada à família, isso também irá mudar quando seus filhos crescerem e começarem a viver a própria vida.

No mundo profissional, as pessoas começam a vê-la apenas como pessoa e não como mulher. Você poderá se sentir estranha e ligeiramente perturbada com essa mudança. Sua vida profissional poderá se transformar numa fonte de questionamento para você, causando-lhe certa insatisfação, de uma maneira ou de outra. Talvez seja o momento de reavaliar sua profissão e descobrir como passar a desempenhar um papel mais criativo e que lhe traga plenitude em seu trabalho.

Fundamental para todos esses sentimentos e reflexões, contudo, é a sua identidade básica — quem você se considera ser. Essa é a razão pela qual as mulheres entram na menopausa, segundo a sabedoria antiga. A menopausa proporciona à mulher um período de tempo em que ela é confrontada consigo mesma. Isso a faz questionar sua verdadeira identidade — corpo, mente ou alma. A sabedoria antiga ensina que a mulher (e, acredite ou não, o homem também!) não está limitada a qualquer um dos três aspectos acima (corpo, mente ou alma). A descoberta do substrato, da essência desses três aspectos é que é a meta suprema e o mistério da vida. Sua capacidade de penetrar esse mistério é o propósito verdadeiro das mudanças no corpo. Ela é forçada à interiorização para descobrir a realidade.

Os homens não têm tanta sorte porque não são forçados por mudanças físicas. Entretanto, eles também passam por uma "menopausa", que afeta sua visão mental do mundo e sua percepção de si mesmos. Muitos homens experimentam uma crise na meia-idade; essa é a maneira pela qual a natureza exige que se voltem para o íntimo e encontrem sua verdadeira identidade. A questão, tanto para as mulheres quanto para os homens, não é "atingir" qualquer meta, mas o ato de se interiorizarem e questionarem a natureza da realidade em si.

Se esse período de tempo for usado de maneira construtiva, ele é muito compensador. Infelizmente, em geral uma mulher recebe pouco apoio social ou privado para que possa fazê-lo. Nesse caso, o melhor é se juntar a outras mulheres, de modo que um grupo de apoio possa suprir a compreensão que o companheiro e a sociedade deveriam proporcionar.

A menopausa pode representar uma grande mudança no modo como você percebe a vida e começa a interagir com ela. Muitas mulheres conseguem fazer isso naturalmente. Raramente ouvimos falar dessas mulheres, contudo, porque elas não estão nos noticiários nem vendem produtos. A vida é feminina em natureza e ela está chamando por você durante esses anos. Ouça-a; siga-a. Ela a conduzirá à felicidade e à sabedoria.

O Ayurveda trata a menopausa por meio da ajuda ao corpo com ervas e alimentos nutritivos, um estilo de vida que apoia esse processo, exercícios suaves e reflexão interior. Isso lhe oferece uma abordagem equilibrada para a segunda metade de sua vida. Como eu já disse antes, os primeiros cinco a dez anos depois de a menstruação ter parado serão ainda um período de ajustes para o seu corpo. Nessa época será benéfico apoiar o sistema endócrino com ervas propícias à sustentação dos hormônios. Depois dos 60 anos, aproximadamente, os suplementos, basicamente, visam apenas fortalecer e nutrir e, como sempre, para equilibrar vata, uma vez que este aumenta com a idade.

O melhor tratamento é o alimento. Uma alimentação com baixo índice de proteínas animais (ou sem nenhuma proteína animal) será o melhor auxílio para o seu coração e seus ossos. Se, por um lado, é possível tomar suplementos de cálcio (que mostraram não ter nenhum efeito no sentido de reconstruir o cálcio dos ossos), comer alimentos — e tomar ervas — ricos em cálcio, o melhor tratamento é parar de ingerir altas quantidades de proteína que roubam cálcio do corpo mais depressa do que qualquer outro fator na vida.

O Ayurveda dá um passo além. A kala (membrana que separa o tecido do sistema) é o fator responsável pela absorção do cálcio. A kala para os ossos é o cólon. Se o seu cólon está obstruído e revestido de matéria alimentar decomposta de uma vida inteira, sua absorção de cálcio (e de todos os outros nutrientes) será seriamente limitada ou prejudicada. Essa é outra razão pela qual o Ayurveda dá ênfase à saúde do sistema intestinal como um todo.

O melhor produto em geral para conservar o cólon saudável, rejuvenescê-lo e manter a eliminação natural de detritos ocorrendo normalmente é chamado triphala. Este é um produto famoso, usado em todas as casas tradicionais da Índia. Ele é feito com três (tri) frutas (phala). Cada fruta equilibra um dos doshas. Por isso, esse produto é conhecido como tridóshico, ou bom para todos os tipos de constituição. Ele possui tantas propriedades que seria necessário um livro sobre ações farmacêuticas exclusivo para discuti-las.

Algumas de suas propriedades indicam que ele efetivamente inibe o vírus HIV — assim como outros —, impede o envelhecimento devido a seu efeito antioxidante, rejuvenesce tecidos e células, evita o câncer, aumenta a absorção das vitaminas B e outros nutrientes, elimina metais pesados dos tecidos, promove a perda de peso, regula a produção de células sanguíneas, equilibra a função digestiva e ajuda a regular a eliminação diária.* Triphala não é um laxante forte. Sua ação laxante é muito suave e se apresenta mais forte em mulheres do tipo pitta, média nos tipos kapha e quase inexistente para os tipos vata. Se você sofre de constipação crônica, triphala sozinho geralmente não irá resolver o seu problema.

Triphala deveria ser usado especialmente como tônico e para aumentar a absorção de nutrientes e de outras fórmulas de plantas medicinais. Pequenas quantidades desse produto são

---

* Atreya, *Practical Ayurveda* (York Beach, ME; Samuel Weiser, 1998), capítulo 8.

incluídas em quase todos os preparados de ervas na farmacologia ayurvédica tradicional. Como ele não está disponível em todas as regiões dos Estados Unidos, usei cominho, funcho, feno-grego, gengibre e canela para agirem como estimulantes digestivos nas fórmulas apresentadas no presente livro. Triphala pode ser adicionado em pequenas quantidades a qualquer fórmula deste livro para acrescentar a elas as qualidades acima enumeradas. A ingestão da fórmula do triphala em pequenas doses (1 grama por dia) terá efeitos marcadamente benéficos com o correr dos anos. Doses mais elevadas podem ser tomadas também para outros problemas.

As duas principais razões para você fazer reposição hormonal (doenças cardíacas e osteoporose) foram discutidas anteriormente e parecem ter poucas justificativas, ou não se justificar, quando os benefícios são comparados aos riscos. Mudanças alimentares por si mesmas são suficientes para impedir esses problemas. Esses efeitos benéficos são acentuados quando o uso diário da fórmula do triphala é somado a uma alimentação balanceada, pobre em proteínas.

As plantas medicinais mais importantes que podem ser usadas na menopausa e na pós-menopausa são: dong quai, shatavari, ashwagandha, açafrão, bala, aloe gel, ginseng e fórmulas como Chavan Prash ou outros Rasayanas (tônicos). Sugiro que você use essas ervas da seguinte maneira para cada constituição:

Vata

(3) Shatavari	(1) Cominho
(3) Dong quai	(1) Funcho
(2) Ashwagandha	(1) Gengibre
(2) Alcaçuz	

Dose: 3 gramas de pó duas vezes ao dia, entre as refeições, com água morna (ou leite integral) e mel.

Pitta

    (3) Shatavari   (1) Funcho
    (2) Alcaçuz   (1) Canela
    (2) Dong quai   (¼) Açafrão
    (1) Cominho

Dose: 3 gramas de pó duas vezes ao dia, entre as refeições, com água morna (ou leite integral), ghee e açúcar natural.

Kapha

    (3) Dong quai   (1) Cominho
    (2) Ashwagandha   (1) Feno-grego
    (2) Shatavari   (1) Gengibre

Dose: 3 gramas de pó duas vezes ao dia, entre as refeições, com água morna e mel.

Estudo de Caso 9

Uma senhora me procurou, seguindo o conselho de sua irmã. Ela estava com 59 anos e vinha tendo fortes fogachos, suores noturnos e ondas de calor nos últimos seis anos. Havia encontrado algum alívio na homeopatia e suplementos vitamínicos, mas não estava realmente satisfeita com os resultados. Os suores tinham diminuído substancialmente de intensidade, mas continuavam a ocorrer de tempos em tempos. A paciente era do tipo pitta/vata, com desequilíbrio de vata. Pitta também estava ligeiramente alterado porque vata forçava sua passagem para esse humor. Ela apresentava toxinas pitta no trato digestivo, mas seu estado geral de saúde era bom. Queixava-se de uma sensação de intumescimento e inchaço, e foi por essa razão, basicamente, que viera me procurar. O metabolismo da água estava afetado e a função renal estava fraca. Ela levava uma vida muito social e gostava de comer e beber. Seus hábitos de sono eram regulares, mas não obedeciam aos horários normais (das 3 às 10 horas da manhã)! Portanto, ela estava dando ao seu corpo pouco apoio quanto ao estilo de vida, além de comer alimentos e de tomar vinho de alta qualidade. Eu lhe sugeri as fórmulas indicadas na Tabela 22.

Tabela 22. Primeira fórmula para o Estudo de Caso 9

Dosha	Erva (Proporção)	Parte da Planta	Efeito no Metabolismo	Efeito no Dosha
Pitta/ Vata	(3) Uva-ursina	planta	frio	+V
	(2) Sabugueiro-d'água	casca	quente	+P
	(2) Agnocasto	semente	quente	+P
	(2) Angélica	raiz	quente	+P
	(2) Alcaçuz	raiz	frio	+K
	(2) Valeriana	raiz	quente	+P
	(1) Cálamo*	raiz	quente	+P
Dose: 3 gramas duas vezes ao dia com água morna e açúcar natural.				

* Seu uso interno é atualmente restrito nos Estados Unidos por determinação do FDA.

A primeira fórmula auxiliou sua função endócrina e o metabolismo da água, e restaurou o equilíbrio de vata. Quando a vi, quatro meses depois, ela não estava mais inchada e os outros sintomas tinham melhorado 75%. Eu também prescrevera uma fórmula para purificar o fígado, que seria tomada ao mesmo tempo (ver Tabela 23, p. seguinte) que a primeira; a paciente a usou durante três meses. Quando a fórmula acima terminou, mudei a mesma para a que se segue porque ela ainda tinha toxinas no trato digestivo, embora a função hepática tivesse melhorado. Vata diminuíra significativamente e estava em equilíbrio. A paciente tomou a segunda fórmula durante outros três meses, suspendendo depois o uso de quaisquer ervas, uma vez que 95% de seus sintomas tinham desaparecido.

Ela continuou a tomar suplementos vitamínicos e afirmou ter boa digestão depois do tratamento.

Tabela 23. Segunda fórmula para o Estudo de Caso 9

Dosha	Erva (Proporção)	Parte da Planta	Efeito no Metabolismo	Efeito no Dosha
Pitta/ Vata	(2) Uva-ursina	planta	frio	+V
	(2) Bérberis	raiz	quente	+V
	(2) Cúrcuma	raiz	quente	=VPK
	(2) Angélica	raiz	quente	+P
	(2) Alcaçuz	raiz	frio	+K
	(1) Cálamo*	raiz	quente	+P
	(1) Funcho	semente	frio	=VPK

Dose: 3 gramas duas vezes ao dia com água morna e açúcar natural.

* Seu uso interno é atualmente restrito nos Estados Unidos por determinação do FDA.

Estudo de Caso 10

Uma mulher de 48 anos veio me consultar. Sua menstruação tinha parado um ano antes e ela estava apresentando muitos sintomas da menopausa, embora leves — ondas de calor, suor à noite, alterações de ânimo, além de se sentir estranha de um modo geral e sem energia. Ela tinha sofrido de alergia durante muitos anos e sua alimentação era, na maior parte, vegetariana. Devido à sua profissão, essa paciente viajava muito. Ela era pitta, com um desequilíbrio crônico de vata (como se via por sua sensibilidade a alimentos). Toxinas pitta se encontravam presentes e o metabolismo como um todo estava em desequilíbrio. Seu agni era baixo e ela tomava uma grande quantidade de vitaminas e minerais (uma das razões pelas quais agni estava diminuído). Seus rins eram fracos e o metabolismo da água apresentava alterações. Sugeri que ela tomasse a fórmula dada na Tabela 24 durante três meses.

Tabela 24. Fórmula para o Estudo de Caso 10

Dosha	Erva (Proporção)	Parte da Planta	Efeito no Metabolismo	Efeito no Dosha
Pitta	(3) Alcaçuz	raiz	frio	+K
	(3) Agnocasto	semente	quente	+P
	(3) Angélica	raiz	quente	+P
	(2) Genciana	raiz	frio	+V
	(2) Cúrcuma	raiz	quente	=VPK
	(1) Bérberis	raiz	quente	+V
	(1) Uva-ursina	planta	frio	+V
	(1) Funcho	semente	frio	=VPK
	(1) Cominho	semente	frio	=VPK
	(1) Feno-grego	semente	quente	+P
Dose: 3 gramas duas vezes ao dia com água morna.				

A paciente evitou todos os açúcares e ingeriu o pó em sua forma natural. Eu também sugeri que ela tomasse 4 gramas de shatavari todos os dias durante um ano. Em três meses, ela se sentia muito melhor emocionalmente e estava quase completamente livre dos sintomas da menopausa. Os problemas digestivos necessitaram de mais alguns meses para se resolver e a paciente ainda apresenta certa sensibilidade aos alimentos, principalmente devido ao estilo de vida altamente vata. Shatavari continuará a fortalecer seu sistema reprodutor e rins.

Secura Vaginal

Outra dificuldade que as mulheres enfrentam na menopausa e na pós-menopausa é a vagina seca. Isso se deve a vata elevado, especialmente o apana vayu. O tratamento teria que primeiro se concentrar na diminuição de vata no organismo e, a seguir, em suplementar os órgãos reprodutores com o uso prolongado de shatavari. Sugiro 4 a 8 gramas de shatavari por dia. Tenho conseguido um relativo sucesso com essa abordagem, uma vez que ela depende de a paciente estar disposta a mudar hábitos e o estilo de vida vata. Shatavari tem a vantagem de ser uma erva demulcente (que nutre e lubrifica), assim como um bom suplemento hormonal.

Ervas demulcentes, como malvaísco e alcaçuz, tomadas como chá, após uma decocção, são algumas vezes suficientes. Para outras mulheres, esse chá e óleo de gergelim deveriam ser misturados e usados no interior da vagina sob a forma de ducha (deixando a mistura por tanto tempo quanto possível — até 30 minutos — antes de uma relação sexual); a decocção também deveria ser tomada. Se nada disso funcionar, recomendo óleo de gergelim sozinho como ducha antes da relação sexual. Use somente o óleo natural de gergelim, prensado a frio, que você poderá comprar em casas de produtos naturais. Não utilize a variedade oriental de óleo, cozida, comumente disponível, mas sem valor medicinal.

Um tema recorrente que observei em meus arquivos quando os revi para escrever este livro, foi, invariavelmente, o de que alguns problemas digestivos acompanham o desequilíbrio hormonal. Pessoalmente, cheguei à conclusão, depois de examinar retrospectivamente várias centenas de casos, que não se pode separar a função metabólica total do sistema endócrino. Quanto mais eu uso a metodologia ayurvédica baseada no reequilíbrio do organismo e dos humores, melhores são os resultados que obtenho e melhor minhas clientes se sentem.

Capítulo Doze

Cistos, Miomas Uterinos e Tumores

Quando a Deusa Suprema se sente satisfeita com a adoração do devoto, Ela se transforma em vichara (discriminação, investigação) nele, resplandecendo como o Sol abrasador na amplitude do seu coração.

— Tripura Rahasya

Estima-se, atualmente, que entre 20 e 40% de todas as mulheres terão miomas uterinos pelo menos uma vez durante a vida. De tão comuns, hoje, os miomas uterinos são considerados "normais" nos Estados Unidos. O Ayurveda encara essa situação como longe de ser normal. Uma das causas primárias desse fenômeno, de acordo com muitos médicos modernos, é o aumento dramático de produtos químicos estrogênicos na cadeia alimentar. Uma alimentação desvitalizada, pouco nutritiva, também desempenha um papel muito importante. Portanto, os tratamentos são extremamente eficazes na eliminação de miomas uterinos, cistos e tumores benignos.

A comunidade médica atual vem tratando um número cada vez maior de miomas uterinos com cirurgia — até recentemente, apenas histerectomias. Este é o tratamento mais invasivo possível de um problema que pode ser resolvido com alimentação, estilo de vida e plantas medicinais. A pergunta a ser feita neste ponto é: o que você está disposta a fazer? Você quer dedicar algum tempo e energia para curar a si mesma ou quer ser somente um pedaço de carne sobre a mesa de operação? Se você sente que essa é uma imagem forte, sugiro que converse com pessoas que passaram por esse ou por outros tipos de cirurgia. Existem médicos compassivos e humanos. Infelizmente, os que quase sempre exercem a profissão no contexto de um hospital ou de uma clínica raramente são humanos ou compassivos por causa do stress e do excesso de trabalho.

Se você está disposta a assumir responsabilidade por sua saúde — e talvez por todo o aspecto criativo de sua vida — poderá curar a si mesma. Há exceções. Eu não estou dizendo que o Ayurveda cura todas as doenças o tempo todo. Simplesmente, em minha experiência, as mulheres que me consultaram, devido a um cisto ou a miomas uterinos, curaram-se por meio do próprio esforço e do Ayurveda. Portanto, a questão real aqui é o que você está disposta a fazer para se recuperar.

O Ayurveda vê essa categoria de problemas como um acúmulo de kapha no organismo. Isso pode ocorrer por duas razões fundamentais: uma superprodução do humor kapha no corpo ou contração de vata, o que também causa congestão. Estas duas situações podem causar um bloqueio ou um quadro congestivo no dhatu do plasma e no srota do plasma. Como foi discutido no capítulo 3, esse nível tecidual e sistema também controlam o sistema linfático — local de muitos cistos e tumores.

Quando o útero está envolvido, o srota da menstruação está envolvido.* Quando os seios estão envolvidos, o srota da lactação

---

* Isso também significa que pitta está envolvido. Miomas uterinos são indicação primária de um problema de pitta e, secundariamente, de um desequilíbrio de kapha.

está envolvido. As duas estruturas são afetadas pela congestão de kapha nos sistemas do plasma e linfático. O tratamento depende do sistema afetado e da constituição da mulher.

Em geral, as mulheres kapha ou os tipos kapha duplos têm maior propensão para desenvolver cistos e tumores. Os tipos pitta tendem mais a apresentar miomas uterinos. Contudo, tratei várias mulheres com uma natureza pitta que tiveram cistos igualmente. É interessante observar que, pelo menos num caso, minha paciente revelou fortes problemas de relacionamento com a mãe. A ligação entre os humores, a mente e as emoções é importante no tratamento de todas as doenças, mas talvez seja ainda mais fundamental no tratamento desse tipo de distúrbio.

Como kapha demonstra uma tendência para refrear e acumular emoções, ele oferece um ambiente excelente para o desenvolvimento de crescimentos internos. Os tipos kapha ou os tipos kapha mistos são também muito sentimentais e inclinados a não se sentirem amados ou então a sentir falta de amor. Essas emoções são passíveis de levar a uma congestão de vata ou energia vital. A congestão bloqueia o já lento movimento de kapha, causando acumulações nos tecidos, dhatus.

Deve-se compreender claramente que vata é o princípio no corpo (e na natureza) que move as coisas. Tanto pitta quanto kapha são inertes sem vata. Se este se contrair, fará, por sua vez, com que kapha e pitta deixem de funcionar adequadamente. Quando vata para completamente, ocorre a morte. Uma pessoa vata pode ter todos os sintomas de uma pessoa kapha se o sistema prânico — o srota do vayu ou nadi — se tornar congestionado ou bloqueado. Isso se relaciona principalmente com o vyana e o apana vayus de vata, mas outras formas de vata também podem estar envolvidas.

Em geral, há vários fatores a ser considerados nas três situações seguintes: primeiro a constituição, depois o estado de vata e, por último, o estado de toxicidade do corpo. Ainda mais profunda é a função do sistema digestivo e, mais especialmente, o estado de agni — a capacidade digestiva. Agni vive no intestino delgado e está intimamente relacionado com pitta. Existem muitos subagnis que são responsáveis pela digestão de matéria e de emoções em cada um dos níveis do corpo e da mente. Um dos mais importantes, no contexto desta discussão, é o dos cinco agnis do fígado, além de ranjaka pitta. Eles ajudam a eliminar o excesso de estrógenos no sangue e no tecido adiposo. Processam, ainda, muitas vitaminas do complexo B e mantêm o equilíbrio dos minerais. Se o seu fígado e agni não estiverem funcionando bem, você está correndo o risco de desenvolver os problemas discutidos neste capítulo.

Lembre-se de que o fígado (pitta) está relacionado com o fluxo menstrual e que pitta controla o sistema da menstruação diretamente. Por isso, quaisquer desordens ligadas a pitta, a agni, ao fígado ou à digestão em geral a tornarão vulnerável a problemas. O melhor será manter essas funções atuando corretamente, de modo que estes não ocorram. Porém, se eles ocorrerem, você deverá corrigir essas funções imediatamente.

Portanto, a principal abordagem terapêutica no Ayurveda envolve o conhecimento da constituição da pessoa e de vikruti, ou estado de desequilíbrio. No caso das alterações discutidas neste capítulo, vata e kapha estarão envolvidos até certo ponto e ambos precisarão ser tratados adequadamente. Pitta também deverá ser considerado se a digestão apresentar distúrbios. Por último, mas não menos importante, é lembrar de agni, o princípio do fogo que vive em nosso interior, transformando tudo que chega ao corpo — alimentos, emoções ou sensações.

Cistos

Há quatro tipos básicos de cistos. Três são difíceis de tratar e exigem atenção profissional, dependendo de sua situação e saúde. O outro, e mais comum tipo de cisto, está relacionado com a ovulação, sendo formado a partir dos hormônios FSH ou LH. São conhecidos como cistos "funcionais", e você mesma poderá tratá-los facilmente. Existem duas classes desses cistos. Uma vez que se originam dos hormônios que controlam a ovulação, eles receberam o nome de Cistos Foliculares (de FSH) e Cistos de Corpo Lúteo (de LH). Os cistos funcionais são, novamente, considerados "normais" e comumente desaparecem em dois ou três ciclos.

Pílulas anticoncepcionais são usadas por alguns médicos para interromper a ovulação, com o objetivo de dar ao corpo a oportunidade de dissolver os cistos "naturalmente". Essa prática ignora o fato de que a função endócrina, para começar, já devia estar afetada para que o cisto se formasse. Além disso, doses fracas ou baixas de anticoncepcionais podem causar o aparecimento de cistos por serem incapazes de inibir suficientemente a glândula pituitária. Essa linha de tratamento é sintomática e o uso da pílula desequilibra vata, quanto mais prolongado for.

O melhor tratamento para cistos é equilibrar os doshas — sua constituição — e, em seguida, a função endócrina. Esse mostrou repetidas vezes ser o mais eficaz em pesquisas clínicas naturopáticas. O reequilíbrio da função endócrina é obtido com a harmonização de vata e com a utilização de ervas que dão apoio aos hormônios. Mais uma vez, eu gostaria de ressaltar que o uso isolado de várias ervas que auxiliam os hormônios não é suficiente, porque muitas delas, especialmente sob a forma de tintura, com o tempo desequilibram vata. Isso pode levar a outros tipos de instabilidade no organismo ou à recorrência do mesmo problema mais tarde.

O estilo de vida é muito importante em todos os tratamentos, especialmente no tratamento de cistos, miomas uterinos e tumores. Um dos tratamentos mais eficazes é a massagem diária para estimular ou drenar o sistema linfático. Você mesma também pode massagear seu corpo. Essa é toda uma ciência no Ayurveda, sendo considerada como o tratamento principal de vata. Consequentemente, a massagem é muito importante, terapeuticamente, para os problemas discutidos até agora neste livro. Expliquei o sistema em *Os Segredos da Massagem Ayurvédica*.*

A massagem estimula os tecidos adiposo e muscular, o que ajuda a acalmar vata, movimentar kapha e eliminar toxinas alojadas no plasma e no sangue. Essa é uma maneira significativa de tratamento para os dez tipos constitucionais e maioria das doenças. O assunto é vasto e a massagem ocidental, em grande parte, se interessa somente por técnicas e estrutura. A massagem ayurvédica preocupa-se com a função metabólica total do corpo, incluindo o equilíbrio dos três humores. Devido a isso, ela é muito mais eficaz, num sentido médico, do que a massagem ocidental, a qual, com frequência, é mais avançada no que diz respeito às técnicas físicas. Qualquer massagem irá ajudar na eliminação de toxinas.

O exercício é importante porque ele estimula o corpo, contribui para a eliminação de toxinas e movimenta kapha. Tipos pesados, aeróbicos de exercício não são realmente benéficos do ponto de vista ayurvédico, uma vez que agravam vata com

---

* Atreya, *The Secrets of the Ayurvedic Massages* (Twin Lakes, WI: Lótus Press, 1999. [*Os Segredos da Massagem Ayurvédica*, publicado pela Editora Pensamento, São Paulo, 2003.]

o passar do tempo. Atividades muito extenuantes prejudicam vata. Os tipos de esporte que exigem um grande esforço físico também reduzem a gordura no corpo das mulheres, o que pode levar a outros problemas — notadamente o decréscimo na produção de estrogênio e prostaglandina. A deficiência de qualquer uma dessas substâncias pode ser responsável por problemas menstruais e sintomas do climatério, apressando, talvez, o processo de envelhecimento. Uma certa quantidade de gordura no corpo é necessária para a saúde. Formas mais leves de exercício, como yoga asana, caminhadas, dança ou tentar persuadir um membro do congresso a aderir a uma causa, são mais benéficas a longo prazo do que atividades extremas ou demasiadamente intensas.

A alimentação deveria se concentrar na diminuição de kapha. Isso significa que os alimentos a serem consumidos representam o oposto, em qualidade, a kapha — não são cremosos, ou pesados, difíceis de digerir, ricos em proteínas ou frios e pegajosos. Uma alimentação que equilibra ou reduz kapha consiste principalmente de vegetais e grãos integrais, com pouca ou nenhuma carne e laticínios. Amadea Morningstar escreveu alguns livros bons de receitas, que trazem uma grande quantidade de informações sobre a elaboração de uma dieta de cura para ocidentais, usando alimentos encontrados no Ocidente.* O dr. Vasant Lad também escreveu um excelente livro sobre autocura por meio da alimentação.** Esses trabalhos podem ser consultados para informações em profundidade sobre esses

---

* Amadea Morningstar, *Ayurvedic Cooking for Westerners* (Twin Lakes, WI: Lotus Press, 1994); e *The Ayurvedic Cookbook* (Twin Lakes, WI: Lotus Press, 1990).
** Vasant Lad e Usha Lad, *Ayurvedic Cooking for Self-Healing* (Twin Lakes, WI: Lotus Press, 1994).

tópicos. O capítulo 14 apresenta igualmente uma introdução a essas ideias.

O favorecimento da eliminação se constitui num dos objetivos terapêuticos fundamentais. Massagem e alimentação são o foco dessa ação; entretanto, também podemos usar ervas. Provavelmente o melhor preparado de ervas, de modo geral, para a eliminação, o fortalecimento do corpo e a melhora da função metabólica é a fórmula do triphala, à qual nos referimos no capítulo 11. A redução e/ou eliminação de ama (toxinas) ocupa uma posição de destaque na lista das prioridades do tratamento.

Um laxante suave, como o triphala, ou outras ervas desintoxicantes podem ser utilizados na fórmula indicada para expulsar ama do organismo. Muitas vezes é a congestão de kapha, em combinação com ama, que cria o tipo mais difícil de cisto. O Ayurveda afirma que o acúmulo de ama está por trás da maioria das doenças. Na categoria de problemas que estamos discutindo, com certeza ama estará presente em certo grau. Você pode resolver essa situação com a limpeza do seu organismo primeiro e, depois, dando apoio ao corpo com uma alimentação mais leve e exercícios.

Externamente, compressas de óleo de rícino podem ser usadas para retirar as toxinas e desfazer as acumulações de kapha. Chamo a atenção para o fato de que o óleo de rícino tem uma longa história de utilização no Ayurveda, tanto interna quanto externamente. A aplicação externa com calor é muito eficaz para parar a dor e a congestão de kapha. Ela também tem um efeito calmante em vata. Compressas de óleo de rícino no abdômen são bastante eficazes para equilibrar o apana vayu — a principal força causadora de doenças no corpo. As compressas de óleo de rícino são altamente recomendáveis para qualquer problema uterino sério causado por congestão.

Mergulhe um tecido de algodão em óleo de rícino morno. O tecido deve ficar molhado, mas sem pingar. Coloque-o sobre a parte do corpo que você quer tratar. Cubra a cataplasma com um pedaço de plástico ou pano. Envolva tudo com uma toalha. Em cima da toalha coloque uma bolsa de água quente ou almofada térmica na temperatura média. Cubra tudo novamente com outra toalha. A ideia é manter o óleo morno em seu corpo e não espalhá-lo à sua volta! O plástico ajuda a manter o óleo onde ele deve ficar e o calor faz com que o óleo, já morno, penetre mais profundamente nos tecidos.

Plantas medicinais úteis para eliminar cistos são dente-de-leão, bérberis, cúrcuma, inhame selvagem ou yam mexicano (*dioscorea villosa*), hidraste, gengibre, língua-de-vaca (rumex crispus), guggulu, mirra, framboesa e chaparral (*larrea tridentata*). Sugiro as fórmulas das Tabelas 25 e 26 (a seguir) para o tratamento de todas as formas de cistos e não somente os funcionais. As fórmulas deverão ser acompanhadas pelas terapias de apoio mencionadas anteriormente.

Tabela 25. Fórmulas para Tratamento de Cistos Uterinos

Dosha	Erva (Proporção)	Parte da Planta	Efeito no Metabolismo	Efeito no Dosha
Vata	(3) Angélica	raiz	quente	+P
	(3) Bérberis	raiz	quente	+V
	(3) Dente-de-leão	raiz	frio	+V
	(2) Erva-de-são-cristóvão	raiz	frio	+V
	(2) Agnocasto	semente	quente	+P
	(2) Cúrcuma	raiz	quente	=VPK
	(2) Mirra	resina	quente	+P
	(1) Língua-de-vaca	raiz	frio	+V
	(1) Feno-grego	semente	quente	+P
	(1) Cominho	semente	frio	=VPK
	(1) Gengibre	raiz	quente	+P

Dose: 1 colher de chá (aprox. 3 g) duas vezes ao dia, entre as refeições, com água morna e mel.

Dosha	Erva (Proporção)	Parte da Planta	Efeito no Metabolismo	Efeito no Dosha
Pitta	(3) Bérberis	raiz	quente	+V
	(2) Cúrcuma	raiz	quente	=VPK
	(2) Genciana	raiz	frio	+V
	(2) Erva-de-são-cristóvão	raiz	frio	+V
	(2) Agnocasto	semente	quente	+P
	(2) Língua-de-vaca	raiz	frio	+V
	(2) Dente-de-leão	raiz	frio	+V
	(2) Mirra	resina	quente	+P
	(1) Cominho	semente	frio	=VPK
	(1) Funcho	semente	frio	=VPK
	(1) Canela	casca	quente	+P

Dose: 1 colher de chá (aprox. 3 g) duas vezes ao dia, entre as refeições, com água morna e açúcar.

Dosha	Erva (Proporção)	Parte da Planta	Efeito no Metabolismo	Efeito no Dosha
Kapha	(3) Angélica	raiz	quente	+P
	(3) Bérberis	raiz	quente	+V
	(3) Dente-de-leão	raiz	frio	+V
	(2) Erva-de-são-cristóvão	raiz	frio	+V
	(2) Agnocasto	semente	quente	+P
	(2) Cúrcuma	raiz	quente	=VPK
	(2) Mirra	resina	quente	+P
	(2) Hidraste	raiz	frio	+V
	(2) Língua-de-vaca	raiz	frio	+V
	(1) Feno-grego	semente	quente	+P
	(1) Cominho	semente	frio	=VPK
	(1) Gengibre	raiz	quente	+P

Dose: 1 colher de chá (aprox. 3 g) duas vezes ao dia, entre as refeições, com água morna e mel.

ATENÇÃO: Não tome essas fórmulas por mais de três meses, uma vez que se trata de fórmulas redutoras e não tônicas ou fortalecedoras.

Tabela 26. Fórmulas para Tratamento de Cistos de Mama e Linfáticos

Dosha	Erva (Proporção)	Parte da Planta	Efeito no Metabolismo	Efeito no Dosha
Vata	(3) Bérberis	raiz	quente	+V
	(3) Mirra	resina	quente	+P
	(3) Dente-de-leão	raiz	frio	+V
	(2) Erva-de-são-cristóvão	raiz	frio	+V
	(2) Agnocasto	semente	quente	+P
	(2) Cúrcuma	raiz	quente	=VPK
	(2) Valeriana	raiz	quente	+P
	(1) Cálamo*	raiz	quente	+P
	(1) Língua-de-vaca	raiz	frio	+V
	(1) Feno-grego	semente	quente	+P
	(1) Cominho	semente	frio	=VPK
	(1) Gengibre	raiz	quente	+P

Dose: 1 colher de chá (aprox. 3 g) duas vezes ao dia, entre as refeições, com água morna e mel.

Dosha	Erva (Proporção)	Parte da Planta	Efeito no Metabolismo	Efeito no Dosha
Pitta	(3) Bérberis	raiz	quente	+V
	(3) Cúrcuma	raiz	quente	=VPK
	(2) Genciana	raiz	frio	+V
	(2) Erva-de-são-cristóvão	raiz	frio	+V
	(2) Agnocasto	semente	quente	+P
	(2) Equinácea	raiz	frio	+V
	(2) Língua-de-vaca	raiz	frio	+V
	(2) Dente-de-leão	raiz	frio	+V
	(2) Mirra	resina	quente	+P
	(1) Cominho	semente	frio	=VPK
	(1) Funcho	semente	frio	=VPK
	(1) Canela	casca	quente	+P

Dose: 1 colher de chá (aprox. 3 g) duas vezes ao dia, entre as refeições, com água morna e açúcar natural.

* Seu uso interno é atualmente restrito nos Estados Unidos por determinação do FDA.

Dosha	Erva (Proporção)	Parte da Planta	Efeito no Metabolismo	Efeito no Dosha
Kapha	(3) Mirra	resina	quente	+P
	(3) Bérberis	raiz	quente	+V
	(3) Dente-de-leão	raiz	frio	+V
	(2) Cúrcuma	raiz	quente	=VPK
	(2) Erva-de-são-cristóvão	raiz	frio	+V
	(2) Agnocasto	semente	quente	+P
	(2) Equinácea	raiz	frio	+V
	(2) Língua-de-vaca	raiz	frio	+V
	(1) Feno-grego	semente	quente	+P
	(1) Cominho	semente	frio	=VPK
	(1) Gengibre	raiz	quente	+P
	(1) Pimenta-do-reino	semente	quente	+P
Dose: 1 colher de chá (aprox. 3 g) duas vezes ao dia, entre as refeições, com água morna e mel.				

ATENÇÃO: Não tome essas fórmulas por mais de três meses, uma vez que se trata de fórmulas redutoras e não tônicas ou fortalecedoras. Da mesma maneira, a mirra poderá sobrecarregar os rins. Se você tiver alguma deficiência renal, acompanhe seu estado cuidadosamente. Essas fórmulas são contrabalançadas com o acréscimo de dente-de-leão para prevenir problemas nesses órgãos; contudo, você deverá tomar cuidado com o uso da mirra se tiver uma história de distúrbios renais.

Estudo de Caso 11

O caso apresentado abaixo é interessante porque mostra o que pode ser feito *após* um problema ter atingido um ponto de crise, sendo que o ambiente se revela perfeito para criar a mesma dificuldade novamente. Em muitos aspectos, este caso faz com que seja fácil compreender a causa da desordem. Uma jovem de 27 anos me consultou dois meses depois de um litro de sangue ter sido drenado de sua cavidade pélvica, devido à ruptura de um cisto cheio de sangue. Ela tinha uma constituição pitta/kapha e um desequilíbrio de vata e pitta. Não havia indicação da presença do cisto, além de uma leve dor durante a micção e a evacuação. Ela vinha apresentando menstruações irregulares nos últimos meses, com ausência completa do ciclo algumas vezes. Seu distúrbio emocional era grande porque estava se separando de um namorado com quem se relacionara durante onze anos. Ela sentia que ele não a amava mais e que havia um distanciamento entre os dois. Quando essa paciente me procurou seu corpo todo estava fora de equilíbrio, juntamente com a função endócrina. Nenhum tratamento tinha sido feito, além de uma pequena incisão para drenar o sangue da cavidade pélvica.

A paciente estava se sentindo muito mal e precisava de apoio emocional, o que tentei lhe oferecer. Ela não tinha energia e seu desconforto era geral, embora a sensação fosse subjetiva, uma vez que não havia nenhuma "doença". Queixava-se de pequenos problemas digestivos. Eu comecei o tratamento dando-lhe conselhos sobre o estilo de vida, incluindo mudanças na alimentação e encorajando-a a fazer alterações em sua vida pessoal, por mais difícil que isso fosse. Ela apresentava uma função renal deficiente, má absorção de nutrientes e um desequilíbrio crônico de vata. Eu lhe sugeri a fórmula da Tabela 27. Percebi, pelo diagnóstico que ainda restava uma certa quantidade de sangue no abdômen e na cavidade pélvica. As kalas não estavam funcionando e os dhatus do plasma e do sangue tinham sido seriamente afetados. Os dois srotas que controlavam esses dhatus também não estavam funcionando corretamente. A paciente tinha muita propensão para desenvolver outros cistos internos.

Tabela 27. Fórmula para o Estudo de Caso 11

Dosha	Erva (Proporção)	Parte da Planta	Efeito no Metabolismo	Efeito no Dosha
Pitta/ Kapha	(3) Agnocasto	semente	quente	+P
	(3) Cúrcuma	raiz	quente	=VPK
	(2) Viburno	casca	quente	+P
	(2) Bérberis	raiz	quente	+V
	(2) Genciana	raiz	frio	+V
	(2) Dente-de-leão	raiz	frio	+V
	(2) Elecampana	raiz	quente	+P
	(2) Alcaçuz	raiz	frio	+K
	(1) Noz-moscada	noz	quente	+P
	(1) Cominho	semente	frio	=VPK
	(1) Funcho	semente	frio	=VPK
	(1) Gengibre	raiz	quente	+P

Dose: 3 gramas duas vezes ao dia, antes das refeições, com água e açúcar natural, durante dez semanas.

Quando nos encontramos novamente, a paciente tinha tido uma menstruação e estava atrasada quase quatro semanas para a segunda. Eu lhe receitei um chá para estimular a menstruação [(3) artemísia e (2) poejo], que cumpriu eficazmente esse objetivo. Ela se sentia bem mentalmente e estava melhor fisicamente. Seu estado metabólico se revelava totalmente recuperado. Não havia sinais de desequilíbrio dóshico ou metabólico. A função endócrina ainda estava alterada, mas sua vida pessoal estava mudando e ela já tinha um novo namorado. A função endócrina voltou ao normal depois de mais quatro meses de tratamento.

Miomas Uterinos

Uma em cada quatro mulheres entre 30 e 50 anos de idade teve ou terá miomas uterinos em algum momento da vida, de acordo com estudos modernos. Esses fatos podem ser mudados pela adoção de um programa ayurvédico para equilibrar sua constituição individual. Se você não sabe como — ou não tem disposição para — fazer um esforço no sentido de harmonizar seu metabolismo, essas estatísticas são bastante significativas.

O mioma uterino é a causa principal das histerectomias nos Estados Unidos. Três entre dez histerectomias são realizadas devido aos miomas uterinos. Esse número foi superior a 175.000 em 1993. Como mencionei no início do capítulo, o tratamento básico de miomas uterinos, até recentemente, era a histerectomia radical. Sabe-se que os miomas uterinos aumentam com o aumento do estrogênio e diminuem com o aumento da progesterona. Existe uma óbvia relação com a função endócrina e com fatores externos, por exemplo, produtos químicos na cadeia alimentar.

Os miomas uterinos são classificados em quatro grupos. Entretanto, os quatro tipos podem ser tratados com as mesmas fórmulas e terapias ayurvédicas. Cada um dos quatro tipos poderá causar diferentes problemas. Alguns provocam dor extrema quando em estado avançado. Antes de tudo, reconheça os sinais e impeça que eles ocorram.

Algumas das muitas desordens e sintomas associados aos miomas uterinos são: sangramento excessivo, fadiga, dor pélvica, perda de sangue pela vagina, pressão na pelve, dor na região inferior das costas, micção frequente, constipação e deslocamento do útero (ectopia).

Todos esses problemas estão relacionados com o dosha vata e, principalmente, com o apana vayu. Os miomas uterinos, segundo o Ayurveda, correspondem a uma constrição do apana vayu, o que causa um acúmulo de kapha ou pitta na região pélvica.

O reequilíbrio de vata — especialmente o apana vayu — é o fator mais importante no tratamento, após o conhecimento da constituição natal. A natureza emocional de vata deve ser compreendida. Vata controla a glândula pituitária (o cérebro do sistema endócrino) e sofre desequilíbrios devido ao stress, à ansiedade, ao medo ou à depressão crônica. Por isso, o primeiro ponto a ser observado é seu íntimo; analise se você está contente, se os seus sentimentos não estão sendo bloqueados. Você consegue expressar a si mesma e a sua criatividade?

Talvez o fator seguinte em importância é eliminar todos os alimentos processados e industrializados de sua alimentação. Isso inclui todas as formas de bebidas pré-preparadas (com exceção de um bom vinho Bordeaux de vez em quando — orgânico, é claro!). Os laticínios são considerados apropriados pelo Ayurveda, mas de um tipo diferente dos que estão comercialmente disponíveis atualmente nos Estados Unidos. Todos os laticínios, hoje, contêm hormônios estrogênicos, sendo, portanto, contraindicados para miomas uterinos e câncer. Todas as carnes também são contraindicadas pela mesma razão. Esses produtos em si mesmos não são necessariamente de todo ruins. Contudo, a maneira como são industrializados e produzidos os torna prejudiciais à sua saúde se você tem miomas uterinos. Eles deveriam ser estritamente evitados se o seu problema for sério ou recorrente.

Uma dieta vegetariana, que equilibra kapha, é a abordagem correta, de acordo com o Ayurveda. Uma alimentação pobre em proteínas também irá ajudar. Não coma enormes quantidades de tofu com a ideia de que você precisa "compensar" algumas proteínas "perdidas". Esses conceitos não se baseiam em fatos, sendo, antes, criação da indústria produtora de carne e laticínios. O Ayurveda não é contra a carne e os derivados do leite em si mesmos. Ele compreende, entretanto, que a maneira pela qual são preparados pode desequilibrar o organismo. A Tabela 28 apresenta fórmulas para a redução e remoção de miomas uterinos.

Tabela 28. Fórmulas para Tratamento dos Miomas Uterinos

Dosha	Erva (Proporção)	Parte da Planta	Efeito no Metabolismo	Efeito no Dosha
Vata	(3) Erva-de-são-cristóvão	raiz	frio	+V
	(3) Agnocasto	semente	quente	+P
	(3) Erva-de-são-joão	planta	frio	+V
	(2) Inhame selvagem	raiz	frio	=VPK
	(2) Bérberis	raiz	quente	+V
	(2) Cúrcuma	raiz	quente	=VPK
	(2) Mirra	resina	quente	+P
	(2) Valeriana	raiz	quente	+P
	(1) Cálamo*	raiz	quente	+P
	(1) Feno-grego	semente	quente	+P
	(1) Cominho	semente	frio	=VPK
	(1) Gengibre	raiz	quente	+P
Dose: 1 colher de chá (aprox. 3 g) duas vezes ao dia, entre as refeições, com água morna e mel.				
Pitta	(3) Agnocasto	semente	quente	+P
	(3) Erva-de-são-joão	planta	frio	+V
	(2) Erva-de-são-cristóvão	raiz	frio	+V
	(2) Inhame selvagem	raiz	frio	=VPK
	(2) Língua-de-vaca	raiz	frio	+V
	(2) Bérberis	raiz	quente	+V
	(2) Cúrcuma	raiz	quente	=VPK
	(2) Genciana	raiz	frio	+V
	(1) Cominho	semente	frio	=VPK
	(1) Funcho	semente	frio	=VPK
	(1) Canela	casca	quente	+P
	(1/4) Açafrão	flor	frio	=VPK
Dose: 1 colher de chá (aprox. 3 g) duas vezes ao dia, entre as refeições, com água morna e açúcar natural.				

* Seu uso interno é atualmente restrito nos Estados Unidos por determinação do FDA.

Dosha	Erva (Proporção)	Parte da Planta	Efeito no Metabolismo	Efeito no Dosha
Kapha	(3) Agnocasto	semente	quente	+P
	(3) Mirra	resina	quente	+P
	(2) Erva-de-são-cristóvão	raiz	frio	+V
	(2) Inhame selvagem	raiz	frio	=VPK
	(2) Bérberis	raiz	quente	+V
	(2) Dente-de-leão	raiz	frio	+V
	(2) Cúrcuma	raiz	quente	=VPK
	(1) Feno-grego	semente	quente	+P
	(1) Cominho	semente	frio	=VPK
	(1) Gengibre	raiz	quente	+P
	(1) Pimenta-do-reino	semente	quente	+P

Dose: 1 colher de chá (aprox. 3 g) duas vezes ao dia, entre as refeições, com água morna e mel.

Estudo de Caso 12

Esta paciente me procurou alguns anos atrás antes que eu parasse de usar fórmulas ayurvédicas já prontas. Escolhi seu caso porque ela apresentava muitos miomas uterinos e vários cistos nas trompas de Falópio (tubas uterinas). A história desta paciente demonstra o poder da cura pela própria pessoa. Seu médico havia recomendado que ela fizesse uma histerectomia radical o mais rápido possível. A paciente decidiu tentar opções naturais, com a concordância do médico e obteve meu nome com uma amiga. Ela era uma mulher divorciada de 44 anos, com três filhos, e exercia um cargo de nível universitário. Sua constituição era pitta; vata e pitta estavam em desequilíbrio. Vata estava fortemente desequilibrado, tendo se movido para pitta. Havia problemas digestivos, a função do fígado/vesícula estava enfraquecida e o sistema endócrino apresentava significativas alterações. A paciente tinha muita dor pélvica, sendo quase impossível para ela ter relações sexuais devido à dor. Seu padrão de sono era irregular e ela se sentia exausta.

Naquele período a paciente estava muito tensa e vinha sendo submetida a uma forte pressão em sua vida pessoal, representada pelo fato de que cuidava da mãe idosa em casa. Ela era uma pessoa dinâmica e cheia de vida, que se empenhava em analisar as raízes psicológicas de seus problemas, tanto físicos quanto emocionais. Ela estava muito desesperada quando me consultou e, por isso, coloquei-a sob tratamento intensivo, o qual não recomendo sem a supervisão de um especialista. Em primeiro lugar, eu lhe receitei uma fórmula ayurvédica moderna para o fígado, chamada FIG-52 ou Fígado-52, e preparada pela Himalayan Drug Company, em Bangalore, na Índia. Existem muitas fórmulas boas para o fígado no mercado; esta era a que estava disponível para mim naquele momento. A paciente a tomou durante o ano de tratamento que fez comigo.

A seguir, eu a tratei com a fórmula apresentada na Tabela 29. Ela a usou por dois meses, sentindo um pouco de náusea devido à desintoxicação do fígado e do sangue. Por causa disto, tivemos que ajustar a fórmula; reduzimos a dose e a aumentamos depois lentamente. Em dois meses, a dor que vinha sentindo tinha desaparecido completamente. Em seguida, passamos para os tônicos e fortalecimento do seu organismo porque ela continuava cansada a maior parte do tempo. Eu lhe prescrevi uma fórmula simples, que é mostrada na Tabela 30, enquanto, ao mesmo tempo, ela continuava com a Fig-52.

Tabela 29. Primeira Fórmula para o Estudo de Caso 12

Dosha	Erva (Proporção)	Parte da Planta	Efeito no Metabolismo	Efeito no Dosha
Pitta	(3) Chaparral (2) Shatavari (2) Haritaki (2) Triphala (1) Gengibre	planta raiz fruto frutas raiz	frio frio quente morno quente	+V +K =VPK =VPK +P

Tabela 30. Segunda Fórmula para o Estudo de Caso 12

Dosha	Erva (Proporção)	Parte da Planta	Efeito no Metabolismo	Efeito no Dosha
Pitta	(2) Shatavari (2) Alcaçuz (1) Triphala	raiz raiz frutas	frio frio morno	+K +K =VPK

A paciente tomou 1 colher de chá dessa fórmula, diariamente, durante seis meses. No decorrer do tratamento, ela se submeteu à cura prânica; eu lhe apliquei energia prânica, em quatro sessões de 45 minutos cada uma, na região pélvica. Depois de nove meses ela se sentia normal novamente, mas meu conselho foi que continuasse tomando a fórmula para o fígado até o tratamento completar um ano. A paciente recebeu mais uma aplicação de energia prânica e teve um retorno comigo um ano e algumas semanas depois do nosso primeiro encontro. Seu médico lhe dissera que "ela parecia uma jovem". Não é necessário dizer que isso a deixou muito feliz; ela continua saudável mais de três anos depois.

Tumores

Em geral, os tumores deveriam ser tratados como cistos. Você poderá usar as mesmas fórmulas apresentadas na Tabelas 25, 26 e 27 (ver pp. 215, 217, 220). Existe uma pequena diferença, do ponto de vista ayurvédico. O acúmulo é sempre kapha em natureza, podendo ser causado por kapha em si mesmo ou pela contração de vata.

O que determina o tratamento é a localização (dhatu) e o sistema (srota) envolvido. Se este estiver relacionado com vata, trate primariamente vata. Se o sistema afetado for kapha, trate kapha primeiro. Como foi dito antes, pitta deve ser sempre considerado devido à relação com o sistema digestivo.

Capítulo Treze

Outros Problemas

Aquilo que resplandece como "É" é Sua Majestade, a Consciência Absoluta. Assim, o universo é somente o Self — o um e apenas um.

— Tripura Rahasya

O presente capítulo suplementa as informações apresentadas no livro. Ele aborda outros problemas comuns e seu foco é a compreensão da raiz das indisposições — a razão pela qual a doença ocorre em primeiro lugar. A maioria dos tratamentos que o acompanham tem por objetivo corrigir o desequilíbrio dos doshas, o que proporciona um ambiente propício ao desenvolvimento das "doenças". Alguns remédios sintomáticos também foram incluídos.

Cistite

Cistites, ou infecções urinárias, ocorrem em quase todas as mulheres em algum momento da vida. Quanto mais fracos são seus rins, mais propensa você será à infecção. O dosha que controla os rins é vata, com kapha vindo em segundo lugar. Vata rege toda a eliminação do corpo. Essa função está sob a direção do apana vayu. Os rins também são controlados por apana.

Por essa razão, o primeiro ponto ou início do tratamento, é o reequilíbrio ou fortalecimento do aspecto apana de vata.

Como sempre, determine sua constituição e, a seguir, identifique o desequilíbrio. Os pontos pulsativos ou de pulsação da bexiga e dos rins são regidos por kapha, uma vez que este controla, e é constituído, de plasma ou fluidos corporais. "Água" no corpo, seria útil ressaltar, é plasma, um líquido oleoso que é exaurido pelo consumo de quantidades excessivas de água. Os rins sofrem fadiga causada pela ingestão exagerada de todos os líquidos, incluindo água. Aqueles que lhe dizem para tomar um certo volume de água todos os dias adotam uma abordagem mecânica do corpo, sem compreender que três litros de água por dia podem rapidamente ter um efeito muito prejudicial para algumas constituições. As mulheres vata sentem-se cansadas e fracas; as mulheres kapha incham e retêm um excesso de líquido; as mulheres pitta parecem ser capazes de processar esse volume de água sem problemas.

Café, chá, refrigerantes e álcool são prejudiciais aos rins e ao metabolismo da água. Café e chá deveriam ser usados com moderação; bebidas gaseificadas e refrigerantes deveriam ser totalmente eliminados porque roubam minerais preciosos do seu corpo e destroem o metabolismo da água. O álcool deveria ser consumido apenas ocasionalmente porque ele esgota os rins e agrava vata e pitta. O uso excessivo de qualquer uma dessas bebidas poderá causar cistite crônica.

O ponto principal é que a saúde do seu metabolismo hídrico e, por analogia, a produção de plasma e kapha, depende principalmente do estado dos seus rins. Como os rins são controlados por vata e, especificamente, por apana, qualquer distúrbio de apana poderá consequentemente afetar o humor kapha. Isso pode ocorrer devido a um excesso de apana, o que exaure kapha e os rins, pela congestão de apana, o que bloqueia kapha e aumenta a retenção de líquido e o inchaço, ou quando apana agrava ranjaka pitta, o que faz com que a urina se torne cheia de toxinas e pode levar à infecção. A cistite é mais frequentemente causada pela agravação de ranjaka por apana, produzindo a infecção tóxica. Esta pode ser carregada para os rins por apana se não tratada.

Uma correta abordagem de tratamento conduz pitta (inflamação) e vata (distúrbio) de volta a seus papéis e locais apropriados no corpo. Ervas frias e amargas são usadas para controlar pitta e ervas demulcentes, que suavizam, são utilizadas para tratar vata. A alimentação e o estilo de vida devem ser levados em consideração, uma vez que hábitos incorretos de alimentação e bebidas inadequadas podem causar esse problema. A teoria frequentemente expressa de que o excesso de relações sexuais pode provocar cistite é apenas uma meia-verdade. Os doshas devem estar desequilibrados para que as relações sexuais tenham um efeito negativo na uretra e na bexiga. O consumo habitual de líquidos inadequados é um fator causal mais significativo porque ele estabelece um ambiente que estimula a infecção pelo enfraquecimento dos doshas e dos rins.

A fórmula apresentada na Tabela 31 pode ser usada para tratar os sintomas da cistite. Faça uma infusão com 3 a 4 gramas da fórmula por xícara, em água fervente, durante 15 minutos e deixe esfriar até a temperatura ambiente. Tome essa infusão três vezes ao dia pelo tempo necessário para que a urina fique normal. Se nenhuma infecção estiver presente, não use hidraste. Se o volume de urina for pequeno ou for difícil urinar, adicione 3 partes de dente-de-leão. Em caso de dor durante a micção, acrescente 2 partes de alcaçuz. Não use essa fórmula por mais de duas semanas. Se o problema persistir ou não for completamente resolvido, consulte um médico naturalista.

Tabela 31. Fórmula para Tratamento da Cistite

Erva (Proporção)	Parte da Planta	Efeito no Metabolismo	Efeito no Dosha
(3) Uva-ursina	planta	frio	+V
(2) Acariçoba	planta	frio	=VPK
(2) Hidraste	raiz	frio	+V

Uma abordagem terapêutica prolongada da cistite crônica visaria equilibrar seu organismo. O tratamento deveria durar de um a dois meses. A Tabela 32 contém algumas sugestões para a harmonização do metabolismo da água nas diferentes constituições.

Tabela 32. Fórmulas para Equilibrar o Metabolismo da Água

Dosha	Erva (Proporção)	Parte da Planta	Efeito no Metabolismo	Efeito no Dosha
Vata	(3) Acariçoba	planta	frio	=VPK
	(2) Uva-ursina	planta	frio	+V
	(2) Urtiga	planta	frio	+V
	(2) Valeriana	raiz	quente	+P
	(2) Malvaísco	raiz	frio	+K
	(2) Alcaçuz	raiz	frio	+K
	(1) Coentro	semente	frio	=VPK
	(1) Funcho	semente	frio	=VPK
	(1) Cominho	semente	frio	=VPK
	(1) Gengibre	raiz	quente	+P
Dose: 3 gramas de pó em infusão em 1 xícara de água fervente, duas ou três vezes ao dia.				
Pitta	(3) Acariçoba	planta	frio	=VPK
	(2) Uva-ursina	planta	frio	+V
	(2) Dente-de-leão	raiz	frio	+V
	(2) Genciana	raiz	frio	+V
	(2) Urtiga	planta	frio	+V
	(2) Malvaísco	raiz	frio	+K
	(2) Alcaçuz	raiz	frio	+K
	(1) Funcho	semente	frio	=VPK
	(1) Coentro	semente	frio	=VPK
	(1) Canela	casca	quente	+P
Dose: 3 gramas de pó em infusão em 1 xícara de água fervente, duas ou três vezes ao dia.				

Dosha	Erva (Proporção)	Parte da Planta	Efeito no Metabolismo	Efeito no Dosha
Kapha	(3) Acariçoba	planta	frio	=VPK
	(2) Uva-ursina	planta	frio	+V
	(2) Dente-de-leão	raiz	frio	+V
	(2) Urtiga	planta	frio	+V
	(2) Valeriana	raiz	quente	+P
	(1) Malvaísco	raiz	frio	+K
	(1) Coentro	semente	frio	=VPK
	(1) Funcho	semente	frio	=VPK
	(1) Cominho	semente	frio	=VPK
	(1) Gengibre	raiz	quente	+P

Dose: 3 gramas de pó em infusão em 1 xícara de água fervente, duas ou três vezes ao dia.

Vulvodinia

Vulvodinia é o nome usado atualmente para uma doença desconhecida (pelo menos do ponto de vista ocidental) que incomoda muitas mulheres. Vulvodinia significa dor, prurido e/ou ardência na região da vulva. A forma mais comum é chamada vulvodinia cíclica porque ela aparece e desaparece com o ciclo menstrual. Ela tem sido relacionada ao ciclo LH da menstruação.

De acordo com o Ayurveda, várias coisas podem criar essa situação. As mulheres que são vata ou têm vata como parte de sua constituição são mais propensas a esse distúrbio. Entretanto, qualquer tipo constitucional poderá apresentá-la se houver um desequilíbrio crônico de vata. Portanto, a constituição natal pode torná-la mais vulnerável à vulvodinia, porém sua causa real é uma alteração de vata em associação com bhrajaka pitta. Essa enfermidade é tratada com mais eficácia internamente, por meio do reequilíbrio dos doshas, desintoxicação do sangue, regularização da função endócrina e análise de situações emocionais que agravaram os nervos e vata em geral.

Vata pode ser facilmente alterado devido ao stress mental ou à ansiedade, o que afeta a glândula pituitária, via hipotálamo, rompendo a harmonia endócrina. As pacientes que sofrem de vulvodinia em geral têm alguma perturbação de vata em suas vidas, geralmente externa, embora ela também possa resultar da interiorização das emoções. Essa fonte do distúrbio de vata deverá ser encontrada e corrigida ou o tratamento poderá falhar, uma vez que vata é a causa fundamental do problema.

Se houver ardência ou prurido associados a esse problema, bhrajaka pitta deve ser igualmente abordado. Bhrajaka pode sofrer alteração devido a toxinas no sangue ou agravação de ranjaka pitta. Por essa razão, o sangue precisa ser desintoxicado e a função digestiva regularizada. Como agni terá que estar baixo para que essa desordem exista, será necessário aumentá-lo até um nível adequado de função. O organismo como um todo deverá ser equilibrado e uma alimentação natural, com pouca proteína, adotada durante o tratamento, estendendo-se por vários meses após o mesmo.

O tratamento externo dos sintomas é limitado em efeito e não corrige o problema, podendo, contudo, ser usado no decorrer deste para aliviá-los. Creme de calêndula talvez seja a melhor escolha. Outro remédio para a pele, que pode funcionar para algumas mulheres, é a aplicação direta de mel puro na vulva.

As fórmulas apresentadas na Tabela 33 (ver p. seguinte) visam corrigir as doenças crônicas em cada uma das constituições, e serão em geral eficazes para todos os tipos de vulvodinia. O tempo de tratamento sugerido é de três a seis meses, dependendo da duração da desordem e da capacidade que a paciente demonstrar de alterar fatores externos que podem estar causando o problema. A adição de 1 colher de chá de ghee irá aumentar a eficácia dessas fórmulas para vata e pitta.

Tabela 33. Fórmulas para Tratamento da Vulvodinia

Dosha	Erva (Proporção)	Parte da Planta	Efeito no Metabolismo	Efeito no Dosha
Vata	(3) Angélica	raiz	quente	+P
	(3) Agnocasto	semente	quente	+P
	(3) Cúrcuma	raiz	quente	=VPK
	(2) Bérberis	raiz	quente	+V
	(2) Alcaçuz	raiz	frio	+K
	(2) Urtiga	planta	frio	+V
	(2) Valeriana	raiz	quente	+P
	(1) Cálamo*	raiz	quente	+P
	(1) Cominho	semente	frio	=VPK
	(1) Funcho	semente	frio	=VPK
	(1) Gengibre	raiz	quente	+P

Dose: 1 colher de chá (aprox. 3 g) duas vezes ao dia, antes das refeições, com água morna e mel. A adição de 1 colher de chá de ghee à fórmula irá aumentar sua eficácia.

Pitta	(3) Agnocasto	semente	quente	+P
	(3) Erva-de-são-cristóvão	raiz	frio	+V
	(3) Bérberis	raiz	quente	+V
	(2) Cúrcuma	raiz	quente	=VPK
	(2) Bardana	raiz	frio	+V
	(2) Urtiga	planta	frio	+V
	(2) Alcaçuz	raiz	frio	+K
	(1) Cominho	semente	frio	=VPK
	(1) Funcho	semente	frio	=VPK
	(1) Canela	casca	quente	+P

Dose: 1 colher de chá (aprox. 3 g) duas vezes ao dia, antes das refeições, com água morna e açúcar. A adição de 1 colher de chá de ghee à fórmula irá aumentar sua eficácia.

Kapha	(3) Angélica	raiz	quente	+P
	(3) Cúrcuma	raiz	quente	=VPK
	(2) Bérberis	raiz	quente	+V
	(2) Agnocasto	semente	quente	+P
	(2) Erva-de-são-cristóvão	raiz	frio	+V
	(2) Mirra	resina	quente	+P
	(2) Dente-de-leão	raiz	frio	+V
	(2) Urtiga	planta	frio	+V
	(1) Feno-grego	semente	quente	+P
	(1) Cominho	semente	frio	=VPK
	(1) Gengibre	raiz	quente	+P

Dose: 1 colher de chá (aprox. 3 g) duas vezes ao dia, antes das refeições, com água morna e mel.

* Seu uso interno é atualmente restrito nos Estados Unidos por determinação do FDA.

Doença Inflamatória Pélvica (PID) e Endometriose

Inflamações do útero e da região pélvica são problemas de pitta. Esse humor é o foco de todo o tratamento, embora vata também deva ser considerado, como fonte emocional e de movimento. As inflamações são movidas e transportadas por vata e pelo sangue. Estas, em geral, se devem ao stress mental ou a um distúrbio mental, causado por um desequilíbrio de vata. Entretanto, o tratamento é fundamentalmente estruturado para diminuir pitta, com o objetivo de afastá-lo dos sistemas sanguíneo e menstrual. Há, com frequência, toxinas presentes, porque as toxinas no sangue (pitta ama) alimentam a infecção.

As mulheres kapha são mais propensas à endometriose do que à PID. As mulheres vata e pitta são mais vulneráveis à PID. Em ambas as doenças, contudo, e em todas as constituições, pitta é o humor que se tornou desregulado, uma vez que se trata de doenças inflamatórias. Normalmente, o sangue e o fígado devem ser purificados e sua qualidade corrigida porque eles são a fonte de pitta no organismo. O tratamento deve receber o apoio de uma alimentação vegetariana antipitta, evitando-se estritamente todos os condimentos, álcool, sal e açúcar branco. Os óleos refinados também deveriam ser completamente eliminados da alimentação. Como pitta está em desequilíbrio, um contexto emocional que ajude a diminui-lo é importante. Isso significa um ambiente familiar calmo, não competitivo e amoroso, que não produza raiva, frustração, irritação ou conflito.

Em 1994, mais de cinco milhões de mulheres nos Estados Unidos tiveram ou tinham tido endometriose. Setenta e cinco por cento dessas mulheres estavam entre os 24 e 45 anos de idade. Esse é o período pitta da vida. A histerectomia é considerada como sendo o melhor tratamento pela medicina moderna. O Ayurveda vê essa doença como um desequilíbrio do sistema imunológico, originado de um ojas diminuído, o que também afeta a função endócrina. Portanto, o uso de ervas que dão apoio a ojas é significativo para a regularização dos sistemas endócrino e imunológico.

Eu também acredito que essa abordagem seja eficaz no tratamento da salpingite. Ela se aplica, basicamente, às duas doenças e as fórmulas da Tabela 34 serão úteis, em muitos casos, para ambas. A proporção de hidraste nas fórmulas deverá ser aumentada em uma unidade para tratar a salpingite, dependendo de o problema ser mais ou menos agudo ao se iniciar o tratamento. Sugiro que as fórmulas da Tabela 34 sejam tomadas por um período de dois a quatro meses. Essa é uma enfermidade difícil e sua saúde deveria ser monitorada por um profissional se você estiver se automedicando. Cada um dos tipos constitucionais deverá tomar ainda 4 gramas de shatavari todos os dias com leite morno, de vaca, de soja ou de arroz, para fortalecer e rejuvenescer os órgãos reprodutores e ojas. Isso deverá ser feito durante, pelo menos, três a quatro meses.

Tabela 34. Fórmulas para Tratamento da PID e da Endometriose

Dosha	Erva (Proporção)	Parte da Planta	Efeito no Metabolismo	Efeito no Dosha
Vata	(3) Acariçoba	planta	frio	=VPK
	(3) Equinácea	raiz	frio	+V
	(2) Mirra	resina	quente	+P
	(2) Dente-de-leão	raiz	frio	+V
	(2) Cúrcuma	raiz	quente	=VPK
	(1) Hidraste	raiz	frio	+V
	(1) Bérberis	raiz	quente	+V
	(1) Coentro	semente	frio	=VPK
	(1) Funcho	semente	frio	=VPK
	(1/4) Açafrão	flor	frio	=VPK

Dose: 1 colher de chá (aprox. 3 g) duas vezes ao dia, antes das refeições, com água morna e mel.

Dosha	Erva (Proporção)	Parte da Planta	Efeito no Metabolismo	Efeito no Dosha
Pitta	(3) Acariçoba	planta	frio	=VPK
	(3) Equinácea	raiz	frio	+V
	(2) Hidraste	raiz	frio	+V
	(2) Mirra	resina	quente	+P
	(2) Dente-de-leão	raiz	frio	+V
	(2) Genciana	raiz	frio	+V
	(2) Bérberis	raiz	quente	+V
	(2) Cúrcuma	raiz	quente	=VPK
	(1) Funcho	semente	frio	=VPK
	(1) Coentro	semente	frio	=VPK
	(1/4) Açafrão	flor	frio	=VPK

Dose: 1 colher de chá (aprox. 3 g) duas vezes ao dia, antes das refeições, com água morna e açúcar. A adição de 1 colher de chá de ghee à fórmula irá aumentar a sua eficácia.

Dosha	Erva (Proporção)	Parte da Planta	Efeito no Metabolismo	Efeito no Dosha
Kapha	(3) Acariçoba	planta	frio	=VPK
	(3) Equinácea	raiz	frio	+V
	(2) Hidraste	raiz	frio	+V
	(2) Cúrcuma	raiz	quente	=VPK
	(2) Bérberis	raiz	quente	+V
	(2) Mirra	resina	quente	+P
	(2) Dente-de-leão	raiz	frio	+V
	(2) Uva-ursina	planta	frio	+V
	(1) Funcho	semente	frio	=VPK
	(1) Coentro	semente	frio	=VPK
	(1/4) Açafrão	flor	frio	=VPK

Dose: 1 colher de chá (aprox. 3 g) duas vezes ao dia, antes das refeições, com água morna e mel.

Estudo de Caso 13

Uma paciente me consultou devido a um caso crônico de endometriose. Ela tinha 39 anos de idade e sofrera de problemas menstruais durante toda a sua vida. Quando estava com aproximadamente 20 anos teve um diagnóstico de endometriose. A paciente tinha fortes dores antes, durante e depois da menstruação. Com relutância, tomava analgésicos. Mais recentemente, os períodos de dor haviam aumentado, se prolongando por três semanas do mês, razão pela qual ela viera me pedir ajuda. As relações sexuais eram muito difíceis e, algumas vezes, dolorosas. Sua constituição era kapha/vata e ela apresentava um desequilíbrio de pitta e vata. Esse humor havia se transferido para pitta, causando o início do problema quando a paciente era jovem. Como essa situação não tinha sido corrigida, a endometriose se manifestara. O diagnóstico indicou um desequilíbrio de vata e pitta e toxicidade no sangue. Eu lhe sugeri que tomasse a fórmula da Tabela 35 durante um mês.

Tabela 35. Primeira Fórmula para o Estudo de Caso 13

Dosha	Erva (Proporção)	Parte da Planta	Efeito no Metabolismo	Efeito no Dosha
Kapha/ Vata	(3) Cúrcuma	raiz	quente	=VPK
	(3) Dente-de-leão	raiz	frio	+V
	(2) Bérberis	raiz	quente	+V
	(2) Genciana	raiz	frio	+V
	(2) Aspargo	raiz	frio	+K
	(2) Equinácea	raiz	frio	+V
	(2) Framboesa	planta	frio	+V
	(1) Mirra	resina	quente	+P
	(1) Hidraste	raiz	frio	+V
Dose: 2 cápsulas "00" duas vezes ao dia.				

A paciente tomou 2 cápsulas "00" dessa fórmula três vezes ao dia antes das refeições. Depois de um mês ela se sentia muito melhor, tinha menos dor e sua energia aumentara. Sua língua não apresentava mais toxinas e o sangue estava cerca de 60% menos tóxico. Ela ainda sentia dor, mas de menor intensidade e por períodos mais curtos de tempo. Nessa ocasião também começou um tratamento com shatavari, numa dose de 4 gramas por dia. Então, recomendei que mudasse para a fórmula indicada na Tabela 36 e a tomasse durante quatro meses. Ela tomou 2 cápsulas "00" duas vezes ao dia, entre as refeições por quatro meses. Quando a vi, depois desse período, a paciente relatou dor somente dois dias antes da menstruação, conseguindo suportá-la sem ajuda de medicamentos. Sentia-se bem e estava muito feliz. Ela continua a tomar shatavari por minha recomendação e a melhora prossegue.

Tabela 36. Segunda Fórmula para o Estudo de Caso 13

Dosha	Erva (Proporção)	Parte da Planta	Efeito no Metabolismo	Efeito no Dosha
Kapha/Vata	(3) Sabugueiro-d'água	casca	quente	+P
	(3) Framboesa	planta	frio	+V
	(2) Agnocasto	semente	quente	+P
	(2) Dente-de-leão	raiz	frio	+V
	(2) Bérberis	raiz	quente	+V
	(2) Cúrcuma	raiz	quente	=VPK
	(2) Genciana	raiz	frio	+V
	(1) Mirra	resina	quente	+P
	(1) Canela	casca	quente	+P

Câncer

Eu não tenho muita experiência com o tratamento do câncer e, por isso, posso apenas apresentar o ponto de vista ayurvédico geral sobre o assunto. Talvez ele seja útil para mulheres que são confrontadas com esse grave problema.

O Ayurveda considera que o câncer envolve os três humores, além de toxinas. Ojas (o resultado de toda a produção tecidual) se apresenta baixo, afetando a imunidade. Em geral, acredita-se que as toxinas precisam estar presentes por um período de tempo substancial para que ojas diminua e os doshas entrem em desequilíbrio. Há, com frequência, uma deficiência alimentar. Muitos estudos têm relacionado o câncer com uma alimentação rica em proteínas, gordura e alimentos processados. Existem alguns indícios de que produtos derivados de leite — especialmente laticínios com baixo índice de gorduras — podem causar câncer em certas pessoas. Sabe-se que muitas substâncias químicas em nossa cadeia alimentar e vida diária são causa de neoplasias malignas.

Entretanto, o ponto principal do Ayurveda é que o metabolismo e os três humores estariam fora de equilíbrio por algum tempo antes que um crescimento canceroso pudesse começar no corpo. Além disso, a mente deverá estar perturbada. Essa perturbação pode refletir a maneira como você se relaciona consigo mesma. Vários pesquisadores são de opinião que uma autoimagem negativa pode ser um fator que contribui de maneira definida no desenvolvimento dessa doença.

Os melhores passos que você pode dar são tornar-se estritamente vegetariana, não comer nenhum produto de origem animal e comprar exclusivamente alimentos orgânicos. Você precisará equilibrar os três doshas e aumentar agni. Um agni deficiente é uma das causas fundamentais de todas as doenças debilitantes. Quando a digestão estiver funcionando bem, sendo capaz de digerir corretamente, ervas imunomoduladoras poderão ser tomadas para fortalecer o sistema imunológico. Essas ervas deverão aumentar ojas, sua fonte fundamental de energia. Exercício diário e meditação são fatores muito importantes. Todas essas práticas deverão ser adotadas antes de você se submeter à quimioterapia ou à cirurgia.

Num nível mais profundo, o Ayurveda considera os tumores malignos como entidades estranhas no corpo. Para que esses "seres" criem raízes deverá haver uma ruptura na força de vida ou estado refinado de vata, conhecido como prana. Esse prana é o elo de ligação entre o corpo, a personalidade, a função mental e a alma. É a alma que irá para o céu ou irá reencarnar (dependendo de suas crenças pessoais). É o prana que mantém o corpo unido à alma. De acordo com a visão ayurvédica, o câncer não poderá dominar o corpo se esse vínculo for forte.

Tem que haver alguma falha, consciente ou inconsciente, no próprio desejo de viver. A vontade de viver é a "ligação tangível" que temos com o prana. De alguma maneira esse vínculo foi perturbado e o "outro ser" — o câncer — criou raízes no organismo. Essa é uma fraca tentativa de explicar algumas das funções mais sutis do prana e seu relacionamento com a consciência individualizada, em manifestação no templo do corpo. Além disso, se o templo for desrespeitado ou rejeitado, a ligação com o prana será enfraquecida.

Uma vida feliz é a melhor prevenção do câncer ou, nesse sentido, de qualquer doença.

Histerectomia

Se você passou por uma histerectomia, o melhor que pode fazer é usar ervas tônicas para fortalecer seu corpo e auxiliar seus outros órgãos produtores de hormônios. Se essa cirurgia não ocorreu, a melhor coisa que pode fazer é não se submeter a ela — a menos que sua vida seja ameaçada pelo câncer.

Num estudo realizado entre 1987 e 1989, uma companhia de seguros descobriu que no mínimo um terço das histerectomias feitas durante esse período não era necessário. Por volta dos 60 anos de idade, um terço de todas as mulheres nos Estados Unidos já terá sido submetido à histerectomia. Mais de 750.000 cirurgias foram realizadas em 1995. Um terço, para a retirada de miomas uterinos, uma doença que é possível tratar usando-se plantas medicinais, alimentação adequada, e alterando-se o estilo de vida. Alguns anos antes, o número de histerectomias para curar a síndrome pré-menstrual chegou a 13.000. Se, por um lado, esses índices são do conhecimento geral, o que geralmente se desconhece é que até metade de todas as histerectomias realizadas são acompanhadas por complicações. Isso significa que você tem 50% de possibilidade de que mais alguma coisa errada aconteça. Essa *não* é uma cirurgia simples e, de nenhuma maneira, isenta de riscos. A maior parte dos profissionais médicos é de opinião que a única justificativa para uma histerectomia seria uma situação que ameaçasse a vida, como câncer de útero.

Este livro apresentou soluções alternativas para todos os problemas que são aventados para justificar a necessidade de uma histerectomia. Muitos médicos naturalistas acreditam que apenas cerca de 5% de todas as cirurgias dessa natureza precisavam ser realizadas. A atenção do público tem sido canalizada para esses fatos nos últimos anos e progresso tem sido feito no sentido de educar mulheres quanto a opções e alternativas. A adoção das diretrizes apresentadas neste livro deve ajudar a evitar a necessidade de uma histerectomia.

Como mencionei anteriormente, se você foi submetida a essa cirurgia, o Ayurveda aconselha que você tome a fórmula para menopausa, visando dar apoio ao seu sistema endócrino. Essa é uma opção melhor do que o tratamento com estrógenos, uma vez que a reposição hormonal tem sido implicada no aparecimento do câncer. Use as fórmulas apresentadas no capítulo 11 para dar apoio e nutrição ao seu corpo naturalmente. Isso irá melhorar sua qualidade de vida e ajudá-la a permanecer ativa e cheia de vitalidade.

Capítulo Catorze

A Nutrição como Força de Cura

Sou a inteligência abstrata, que do cosmos se origina, no qual floresce e onde se dissolve, como as imagens num espelho.
O ignorante me conhece como o universo visível, enquanto o sábio me sente como seu próprio ser puro, resplandecendo eternamente como "Eu-Eu" em seu interior.

— Tripura Rahasya

A evidência médica é irrefutável: uma alimentação, por tempo prolongado, composta de produtos de origem animal é prejudicial ao corpo humano. Qualquer pessoa que tenha explorado esse assunto sem ideias preconcebidas e com experiência pessoal irá mudar para uma alimentação com base nos vegetais. Uma das autoridades mundiais a seguir essa tendência mais recentemente foi o dr. Benjamin Spock.

Pouco antes de falecer, em 1998, o dr. Spock revisou seu mundialmente famoso livro *Baby and Child Care* para recomendar uma alimentação baseada unicamente em plantas depois da idade de 2 anos. Obviamente, isso significa os adultos também. Se, por um lado, as conclusões de Spock foram criticadas por certos setores, elas estão de acordo com várias décadas de pesquisa médica. O dr. Spock foi citado como tendo afirmado que desejava estar na vanguarda dos novos programas nutricionais que iriam emergir nos 20 anos seguintes. Essa é uma declaração audaciosa por parte de um dos ícones médicos norte-americanos.

Um autor bastante conhecido, John Robbins reproduz em seus livros os achados da pesquisa médica. Estudos apontam a idade entre o desmame e 4 anos como o período em que é potencialmente mais prejudicial para seres humanos consumir alimentos de origem animal, ricos em proteína. Os efeitos de uma alimentação com altos índices de proteína nos anos de formação podem produzir sensibilidade a alimentos, alergias, imunosupressão, obesidade e outras enfermidades. Essa é uma visão ainda mais radical que a do dr. Spock, porém com base científica.

Além disso, o dr. Spock não foi a única autoridade mundial a assumir essa postura nos últimos anos. Outro homem famoso, o dr. T. Colin Campbell, professor de Ciências Nutricionais da Universidade Cornell, e antigo consultor científico sênior do American Institute of Cancer Research também mudou para uma alimentação baseada em vegetais. O dr. Campbell foi o diretor do estudo mais abrangente já feito sobre a relação entre alimentação e doença. O estudo de 20 anos, chamado China-Oxford-Cornell Study, comparou alimentação com tendências a doenças em diferentes culturas e grupos de pessoas. Entre outras coisas, o estudo concluiu que o excesso de proteína animal é a causa fundamental de muitas doenças crônicas, terminais, comuns na sociedade moderna. O dr. Campbell tornou-se vegetariano no decorrer desse estudo porque as evidências foram esmagadoramente claras. Diferentes grupos afirmaram que o estudo havia sido unilateral, uma vez que o dr. Campbell é atualmente vegetariano. Este declarou, contudo, que as conclusões vieram primeiro. Por ter a mente verdadeiramente científica, ele simplesmente aceitou as evidências, alterando sua própria alimentação e a de sua família.*

Mencionei várias vezes neste livro que uma alimentação rica em proteínas (isto é, baseada em alimentos de origem animal) é prejudicial à saúde e, na verdade, causa muitas doenças ou problemas. Sem entrar em detalhes, a razão principal para isso é a própria proteína. As moléculas de proteína são extremamente grandes. Elas fornecem um elemento estrutural às células e, em geral, a estrutura sobre a qual o corpo todo é edificado. Este não armazena proteínas e, por isso, precisa dispor de um suprimento contínuo. O organismo, entretanto, realmente necessita de muito pouca proteína, facilmente obtendo uma quantidade satisfatória se a ingestão total de calorias for suficiente. Isso significa que se você estiver ingerindo calorias em número suficiente, estará obtendo proteínas o bastante, desde que não esteja vivendo de açúcar, gelatina e alimentos desnaturados.

A molécula de proteína é composta de unidades menores, que chamamos de aminoácidos. Quando os consumimos nos alimentos, eles passam a formar as moléculas de proteína em si. Ao mesmo tempo trágico e hilariante é o fato de "profissionais" darem como razão principal para o uso uma alimentação baseada em produtos animais é seu conteúdo rico em proteínas. É precisamente esse conteúdo elevado em proteínas, contudo,

---

* Consulte os seguintes livros para mais informações sobre o trabalho do dr. Campbell: John Robbins, *Diet for a New World* (Nova York: Avon Books, 1992), p. 66; J. Chen *et al.*, *Diet, Lifestyle and Mortality in China: A Study of the Characteristics of 65 Countries* (Oxford University Press, Cornell University Press e China People's Medical Publishing House, 1990).

que causa a doença. O dr. Ballentine explica esse fenômeno da seguinte maneira em seu livro clássico sobre nutrição:

> Quaisquer aminoácidos desnecessários à construção de novas moléculas de proteína podem ser queimados como combustível. Este, entretanto, não é um combustível "limpo", já que o átomo de nitrogênio em si não consegue ser oxidado pelo corpo. As proteínas são como tijolos. Embora possamos usá-los para construir uma lareira, certamente não tentaríamos utilizá-los como combustível para o fogo; eles exigem uma grande quantidade de calor e deixam um excesso de resíduos. O fragmento de nitrogênio da molécula de aminoácido e os remanescentes de outras substâncias proteicas formam ureia e ácido úrico. Quando os rins são incapazes de excretar todo o ácido úrico através da urina, este poderá se acumular nos tecidos e articulações e se cristalizar, produzindo toxicidade proteica.*

Se você está disposta ou não a reconhecer as evidências é uma outra questão. Por mais de uma década tem estado claro que os vegetarianos vivem mais tempo, ficam menos doentes e desfrutam de uma melhor qualidade de vida quando mais idosos. Há dois fatores que precisam ser esclarecidos com relação à nutrição e à alimentação em geral. Esses dois fatores devem ser compreendidos quando se considera qualquer tipo de alimentação — com base em plantas ou produtos animais. O primeiro fator é a presuposição de que o modelo bioquímico da nutrição é válido e funciona. O segundo inclui os métodos

---

* Dr. Rudolph Ballentine, *Diet and Nutrition. A Holistic Approach* (Honesdale, PA: Himalayan International Institute, 1978), pp. 113-14.

de agricultura, transporte e a apresentação e preparação dos alimentos, atualmente usados na sociedade.

A principal falha da nutrição moderna é o fato de usar um modelo bioquímico que, como demonstramos anteriormente, é bastante limitado em abordagem e alcance. Reconheço que a compreensão das estruturas químicas é clara, pelo menos em relação a fatores conhecidos. Entretanto, a interação de nutrientes dentro do organismo e entre si não é claramente compreendida, embora certas pessoas gostariam que você pensasse o contrário. A "sinegia" dos alimentos e sua interação no corpo todo continuam sendo, em grande medida, um mistério. O modelo bioquímico pressupõe que decompor o alimento em muitos elementos químicos, manipulando-o e fornecendo-o a um ser humano vivo terá o mesmo efeito que comer alimentos integrais, como estes ocorrem num estado natural. Essa lógica é imperfeita. Segui-la poderá acarretar efeitos secundários ou mesmo efeitos primários, quando ela for usada sem inteligência, o que algumas pessoas fazem hoje nos Estados Unidos. Temos simplesmente que observar o enorme número de crianças e adultos obesos na sociedade norte-americana para provar essa afirmação.

Embora toda essa questão possa ser debatida por muitos anos, o resultado final será, indubitavelmente, que o modelo bioquímico não funciona para a nutrição ou para a medicina. Levará algum tempo para que isso se torne uma tendência geral porque existem fatores difíceis de serem superados, como a realidade econômica e a instrução da comunidade médica quanto à nutrição. Compreenda claramente que seu médico não foi treinado em nutrição e pode saber menos sobre a mesma do que você. Este fato isolado — que a nutrição não é ensinada, além do aspecto químico, nas escolas de medicina

— é suficiente para indicar como a abordagem bioquímica é totalmente absurda. É difícil de acreditar que uma pessoa inteligente possa não perceber que aquilo que é consumido todos os dias durante muitos anos irá se transformar no principal fator de decisão entre saúde ou doença.

O segundo fator, a efetiva qualidade dos nossos alimentos, é igualmente importante. Na verdade, a menos que você esteja comendo produtos orgânicos, todos os seus alimentos, atualmente, estão carregados de hormônios e substâncias químicas que alteram os tecidos. Não há nenhum nível da cadeia alimentar imune a essa influência. Até mesmo alimentos "orgânicos" apresentam traços de hormônios e venenos químicos porque o sistema de água, como um todo, foi afetado. Esses fatos não são motivo de controvérsia na comunidade científica. A única questão é quanto dessas substâncias estranhas ao organismo o corpo consegue eliminar e o nível a partir do qual o corpo se torna incapaz de eliminá-las. Esse nível é determinado com base em valores médios. Depois de os estudos terem sido realizados, um certo nível é considerado "seguro". Mais uma vez, eu não me considero uma média e, por isso, não aceito esse tipo de lógica. Os níveis serão, invariavelmente, muito altos ou muito baixos para um grande número de pessoas. Você poderá fazer parte do grupo de pessoas hipersensíveis. Eu considero qualquer nível de toxinas excessivamente alto — e, contudo, vivo numa cidade grande, tendo, por isso, que me ajustar à realidade da sociedade moderna. Isso não significa termos que aceitar a lógica falha e as justificativas das comunidades médica e nutricional atuais.

Os métodos modernos de agricultura alteraram a cadeia alimentar e, portanto, também os nutrientes disponíveis para o corpo humano. Isso se deve, principalmente, ao uso de fertilizantes químicos e pesticidas. A maioria dos vegetais num ambiente natural fornece traços de vitamina B_{12}, concentrados ao redor de suas raízes e caules por causa dos fungos que vivem na terra. A própria terra é animada por fungos e bactérias, que são responsáveis pela transformação de numerosos componentes fundamentais em nutrientes. As bactérias naturais ao redor dessas raízes fornecem o único nutriente que os nutricionistas bioquímicos alegam não existir no reino vegetal. Eles estão certos. Se você comprar e consumir os alimentos disponíveis no supermercado local, estará faltando neles metade dos nutrientes naturais que teriam se você os plantasse em seu quintal sem usar pesticidas. Entretanto, os nutricionistas estão errados se a planta toda for considerada e se esta for cultivada organicamente (ou simplesmente num ambiente não químico).

Outro fator é que o alimento é colhido e transportado para os mercados muito precocemente, o que o deixa com pouco sabor e, em geral, com menos conteúdo nutricional. Além disso, o armazenamento e as embalagens também reduzem o conteúdo nutricional, uma vez que os produtos agrícolas são, com frequência, borrifados com substâncias que os fazem ter melhor aparência e durar mais tempo.

O livro do dr. Ballentine, *Diet and Nutrition*, é um clássico no campo da nutrição holística, tendo sido escrito com conhecimento e integridade.* Valerá a pena lê-lo se você deseja compreender melhor o modelo bioquímico da nutrição, como esta é vista por um cientista (isto é, um cientista que tem a mente aberta e é observador). O livro apresenta ainda uma introdução à nutrição ayurvédica, fornecendo um ponto

---

* Dr. Rudolph Ballentine, *Diet and Nutrition: A Holistic Approach* (Honesdale, PA: Himalayan International Institute, 1978).

de encontro entre os dois sistemas para profissionais e pessoas interessadas. A alimentação é importante. Esse é um aspecto de sua saúde sobre o qual você pode ter controle e no qual pode introduzir mudanças, dessa maneira alterando sua saúde geral e longevidade, além de criar um poder de cura positivo, que será o centro de seus tratamentos.

A Nutrição Ayurvédica

O Ayurveda tem uma visão muito diferente da alimentação e da nutrição. A preocupação fundamental do Ayurveda é sua capacidade de digerir os alimentos. A segunda é a ingestão de alimentos que regulam seu organismo e não causam desequilíbrio metabólico. A terceira é o consumo de alimentos que estejam tão próximos quanto possível do seu estado natural. Finalmente, o Ayurveda diz que você deve comer e depois deixar passar bastante tempo para que o corpo digira o que você ingeriu antes de lhe acrescentar mais comida. Se não fizer isso, poderá sobrecarregar o sistema digestivo, criar toxinas e diminuir sua expectativa de vida.

Tendências absurdas se desenvolvem periodicamente na moda e na nutrição. A mais recente, que advoga comer constantemente, durante todo o dia, é uma maneira segura de encurtar sua vida em vinte anos. Se você acha que seu corpo aprecia estar numa constante maratona, continue a comer o dia todo. O fato de os animais poderem fazê-lo não torna isso apropriado para os seres humanos. Observe o tempo de vida de um cervo ou de uma gazela. O hábito ou capricho de "lambiscar" é apenas isto — um hábito. Ele irá sobrecarregar sua digestão, não lhe permitindo repousar. Seus órgãos digestivos serão onerados e entrarão em desequilíbrio, o que resultará em toxinas e no início do processo de uma doença. Se você sente fome o tempo todo ou tem necessidade de beliscar entre as refeições, isso indica um desequilíbrio no metabolismo. O ponto aqui é encontrar a raiz do problema — má absorção, desequilíbrio hormonal, uma sobrecarga de toxinas ou simplesmente agni diminuído.

Portanto, o que é *agni*? Agni é o verdadeiro processo de transformação na digestão. Ele é geralmente conhecido como a capacidade de efetivamente digerir e/ou assimilar alguma coisa. Assim, se seu agni estiver baixo, sua capacidade de assimilar e digerir será pequena. Agni também existe nos tecidos e na mente. Ele é o princípio que digere ou transforma tudo no organismo. O agni digestivo é o mais importante ou principal no corpo. As outras formas de agni estão relacionadas com ele e podem ser determinadas, até certo ponto, pelo estado do agni digestivo fundamental. *Um agni baixo é responsável por todo acúmulo de toxinas no organismo e da maioria dos distúrbios digestivos.*

Por essa razão, a primeira consideração sobre a nutrição no Ayurveda consiste, não no que você está comendo, mas no que você consegue digerir. A lógica subjacente a isso é, naturalmente, bastante sólida. Você poderá estar ingerindo os melhores alimentos orgânicos disponíveis e ainda assim se sentir cansada e sem energia. Isso ocorre porque agni — sua capacidade de digerir — não é suficiente para os alimentos que você consome, quer sejam de origem animal ou vegetal. A diminuição de agni é a causa de muitos problemas de alimentação e metabolismo. Eventualmente, essa diminuição poderá levar a um colapso do processo digestivo e criar doenças como a obesidade, artrite ou certas formas de diabetes. Ela está por trás de todas as formas de doenças crônicas e também de todas as deficiências nutricionais, estando ligada a muitas alergias a alimentos. Portanto, antes de qualquer outra coisa, analise o nível de agni em seu corpo, para depois começar a fazer mudanças em sua alimentação.

Quanto à segunda consideração — o equilíbrio do organismo pela alimentação — este é conseguido por meio de um sistema profundo. O Ayurveda utiliza um método para compreender os cinco elementos no corpo humano e nos alimentos. No corpo, usamos os três doshas — vata, pitta e kapha — uma vez que cada um deles controla dois dos cinco elementos. Com relação aos alimentos, entretanto, há necessidade de um sistema mais preciso. Por isso, o Ayurveda utiliza seis classificações, que permitem compreender todas as possíveis combinações de elementos no alimento. Os elementos na comida tenderão a equilibrar ou desequilibrar os doshas, pela redução ou pelo aumento desses humores, respectivamente. Esse sistema é chamado de os Seis Sabores.

O conceito subjacente à utilização dos Seis Sabores é que cada um deles fornece um item necessário para o funcionamento adequado do metabolismo. Portanto, as refeições deveriam ser elaboradas de maneira a incluir os Seis Sabores encontrados nos alimentos:

Doce ou brando;   Pungente ou picante;
Salgado;   Amargo ou acre;
Azedo ou ácido;   Adstringente.

Quando a alimentação inclui todos esses sabores, ela se torna "balanceada" — não num sentido bioquímico, mas na "sinergia" total do metabolismo. Esse conceito é muito profundo e seria um erro descartá-lo como simplista. Aprendê-lo não é necessariamente fácil e realmente compreendê-lo é difícil.

Fomos poupados, contudo, pelo trabalho de muitos grandes médicos ayurvédicos, que descobriram a natureza dos diferentes alimentos para nós. Os mais notáveis desses médicos, modernamente, são os drs. Vasant Lad e David Frawley. Seus discípulos continuaram a adaptar numerosas informações tradicionais à nossa alimentação atual. Isso nos permite usar o sistema em si, sem termos que compreender mais do que seus aspectos fundamentais, os quais listei acima. A Tabela 37 mostra a relação entre os diferentes sabores e os doshas.

Tabela 37. Efeito dos Seis Sabores nos Doshas

Humor	Aumenta	Diminui
Vata	amargo/pungente/adstringente	doce/azedo/salgado
Pitta	azedo/salgado/pungente	doce/amargo/adstringente
Kapha	doce/azedo/salgado	pungente/amargo/adstringente

Os seis sabores existem em todos os alimentos e substâncias. Além disso, cada alimento possui todos os sabores. Algumas vezes, estes estão latentes, isto é, você não consegue, na verdade, percebê-los. Normalmente, um sabor irá dominar os outros, o que gerou as classificações encontradas nos livros. Os sabores também existem em formas puras ou complexas. As formas puras irão desequilibrá-la mais rapidamente que as formas complexas. Em geral, você deveria adotar as formas complexas em sua alimentação diária, usando as formas puras somente em pequenas quantidades e ocasionalmente. Por exemplo, o uso do álcool desequilibrará os doshas muito depressa — como uma "ressaca" — enquanto o iogurte em excesso precisará de vários dias ou semanas para desestabilizar esses humores. A Tabela 38 apresenta exemplos das diferentes formas.

Tabela 38. Os Seis Sabores na Forma Pura e Complexa

Sabor	Forma Pura	Formas Complexas
Doce	açúcares	carboidratos complexos, grãos
Azedo	álcool	iogurte, limão
Salgado	sal de cozinha	molho de soja, algas marinhas
Pungente	pimenta-de-caiena	condimentos suaves, canela, cebola
Amargo	genciana, babosa	ruibarbo, vegetais de folhas verde-escuro
Adstringente	banana verde	romã, cranberry

O terceiro fator na boa nutrição é comer o que cresce perto de você. Esse é o alimento de mais fácil digestão para o seu corpo. Significa ainda que os alimentos locais acompanharão as estações. Comida importada geralmente tem pouca relação com o estado dos doshas movendo-se na natureza (isto é, as estações do ano) e, portanto, tenderá a desequilibrar os doshas no organismo. Comer aquilo que é cultivado naturalmente, de acordo com as estações, e que prevalece em sua cultura e criação, é importante, de acordo com o Ayurveda.

O quarto fator é comer duas ou três vezes por dia, permitindo que os alimentos sejam completamente digeridos antes da próxima refeição. Isso foi discutido brevemente acima. É lógico concluir que, se você nunca der descanso ao seu sistema digestivo, poderá fazer com que ele entre em colapso mais depressa do que se lhe permitisse repousar todos os dias. No mínimo, não o sobrecarregue com a ingestão contínua de alimentos. Você deveria estar com fome para comer. Sentir fome o tempo todo significa que o metabolismo tem alguma alteração. Nesse caso, você precisará consultar um profissional ayurvédico qualificado.

Alimentação Correspondente aos Humores

A Tabela 39 apresenta os alimentos básicos que equilibram cada um dos doshas (ver p. 258). Ela não é abrangente, porém constitui um bom lugar para se começar. Se você seguir essas sugestões a maior parte do tempo poderá criar uma força positiva em seu organismo para o equilíbrio do mesmo. Setenta a 80% de aquiescência lhe trará saúde. Comer ocasionalmente alimentos que não se encontram na lista não irá afetar sua saúde, desde que você não os consuma mais de 20% do tempo. Por exemplo, a cada semana você faz 21 refeições (3 refeições por dia x 7 dias). Dezessete dessas refeições representam 80% de sua alimentação; e quatro delas representam 20% de sua alimentação. Isso *não* deve ser interpretado como significando que em quatro jantares, de um total de sete, você pode se permitir comer berinjela coberta de chocolate. O que quero dizer é que, se algumas vezes por semana você ingerir itens de alimentos que não estão em sua lista, o efeito será negligenciável. A bibliografia fornece mais informações sobre alimentação ayurvédica. Veja especialmente os livros de Amedea Morningstar. Lembre-se: a questão fundamental é se você consegue digerir os alimentos em sua lista.

De maneira geral, você deveria adotar uma alimentação que vai diminuir o seu humor constitucional. Contudo, em casos de desequilíbrio ou agravação, qualquer pessoa poderá usar uma das dietas apresentadas para controlar o desequilíbrio. Se alguma dúvida persistir, consulte um médico ayurvédico. Normalmente, tipos vata ou pessoas com vata muito elevado não digerem bem alimentos crus. Se você tem um desequilíbrio de vata evite alimentos crus. Isso não significa que você tenha que cozinhar as coisas ao extremo; alimentos levemente cozidos no vapor já são melhores que os crus.

As constituições mistas deveriam seguir um esquema relacionado com a estação. Por exemplo, uma pessoa pitta/kapha deverá ter uma alimentação que equilibre pitta desde o meio da primavera até o início do outono e, a seguir, uma alimentação que equilibre kapha o restante do ano. Lembre-se, vata controla o outono e início do inverno, kapha controla o final do inverno e o início da primavera e pitta controla o final da primavera e o verão. Balanceie sua alimentação segundo as estações do ano se você for um tipo misto.

O conceito de nutrição no Ayurveda utiliza os Seis Sabores para equilibrar os alimentos. Com conhecimento, podemos usar diferentes alimentos, condimentos e combinações de ambos para alterar as qualidades dos alimentos. O que isto quer dizer é: se um alimento do qual você gosta não estiver em sua lista, não se desespere! Em vez disso, aprenda como modificar suas qualidades, de maneira que você possa comê-lo sem desequilibrar seu organismo. Essa é a beleza do Ayurveda. Ele não é um sistema rígido. Se lhe for apresentado de uma forma limitada a "sim" e "não", a pessoa que o faz não compreendeu o verdadeiro método de usar os Seis Sabores e seus elementos subjacentes. Eu enfaticamente incentivo aquelas de vocês que estão interessadas em alimentação ou aquelas que sofrem de uma doença crônica a aprenderem mais.

Outra concepção errônea fundamental a respeito da nutrição ayurvédica é que se deve comer comida indiana. A alimentação ayurvédica não tem nenhuma relação com comer qualquer tipo específico de comida. O Ayurveda é um sistema de conhecimento da "energia" dos alimentos. Por exemplo, cozinho cerca de metade do tempo em casa e preparo um prato indiano uma vez num período de alguns meses, ou ainda menos — contudo, uso os princípios ayurvédicos o tempo todo para cozinhar.

Uso Medicinal dos Alimentos

A alimentação visando equilibrar os humores — a ingestão de alimentos que previnem o acúmulo dos humores — corresponde a uma abordagem medicinal. O Ayurveda considera o alimento como o melhor remédio. O uso correto dos alimentos deveria ser adotado para dar apoio a todas as fórmulas apresentadas nos capítulos precedentes. Sem o alicerce de uma alimentação que vai equilibrar seu organismo, você poderá não conseguir bons resultados ou esses resultados serão mais lentos. *Por mais que se enfatize este ponto, a ênfase nunca será suficiente.*

Temos condições de compreender isso, observando novamente os cinco vayus do humor vata. Como se discutiu repetidas vezes neste livro, vata é a principal causa das doenças e, em certo grau, está por trás de todas os transtornos ginecológicos. A fonte mais importante de matérias-primas, que se transformam em vata no corpo humano, é o alimento. Alimentos vivos, naturais, contêm grandes quantidades de prana. Este prana é aborvido no processo digestivo — basicamente no cólon pelo apana vayu — sendo convertido em vata. Quando vata se encontra em equilíbrio, o prana dos alimentos é purificado por ele e se torna um estado refinado de prana no organismo. Este estado refinado de prana fornece a base de todos os humores e seus estados refinados de ojas (a partir de kapha), tejas (de pitta) e prana (de vata). Se estes três estiverem em equilíbrio, gozaremos de boa saúde, física e mentalmente.

Quando vata sofre distúrbio, a absorção do prana presente nos alimentos é prejudicada. Isso, por sua vez, afeta a produção

Tabela 39. Esquemas de Alimentação para Diminuir os Três Doshas

Dosha	Frutas	Vegetais	Grãos	Animais	Feijões	Castanhas	Laticínios	Óleos
Vata	frutas doces damasco abacate banana frutinhas vermelhas frutas cítricas (não ácidas) melão pêssego	vegetais cozidos aspargos cenouras pepinos vagem alho-poró azeitonas cebola batata-doce abóbora abóbora-moranga	aveia todos os tipos de arroz trigo	frango peru pato peixe frutos do mar ovos	Os feijões devem ser consumidos com moderação azuki mungo leite de soja tofu (cozido)	todas	todos	todos
Pitta	frutas doces maçã abacate frutinhas vermelhas tâmara figo uva melão pera ameixa	vegetais doces e amargos alcachofra aspargo brócolis couve-de-bruxelas repolho milho couve-flor vegetais de folhas alface cogumelo batata abóbora	cevada aveia cozida arroz basmati arroz branco trigo	frango peru coelho ovos	azuki preto grão-de-bico feijão-roxo feijão-de-lima mungo rajado feijão-soja e derivados tofu	coco	manteiga ricota queijos cremosos ghee leite	óleo de coco óleo de oliva óleo de girassol óleo de soja

Dosha	Frutas	Vegetais	Grãos	Animais	Feijões	Castanhas	Laticínios	Óleos
Kapha	frutas amargas e adstringentes damasco frutinhas vermelhas cereja uva-do-monte pêssego pera caqui romã ameixa passas	vegetais pungentes e amargo aspargo beterraba brócolis repolho cenoura couve-flor milho berinjela alho verduras de folhas alho-poró cogumelo cebola ervilhas pimentas espinafre brotos nabo	cevada trigo-mouro milho quínua centeio	frango peru ovos cozidos	azuki feijão-de-lima mungo feijão da marinha (branco, pequeno) rajado ervilha seca branco	nenhuma castanha	nenhum laticínio	óleo de amêndoas óleo de milho óleo de girassol

de todos os doshas, refletindo-se nos estados refinados de ojas, tejas e prana, o que diminui a nossa vitalidade, imunidade e flexibilidade mental — e, portanto, a nossa saúde total. Por essa razão, a correta absorção de prana a partir dos alimentos é a base de uma boa saúde e de uma nutrição adequada. Agni, no intestino delgado, prepara os alimentos e o prana para serem assimilados pelo cólon. É por isso que agni é tão importante. Se esse fogo digestivo não estiver funcionando bem, toxinas irão se acumular no cólon e prejudicar a absorção de prana, o que afetará todos os doshas e a nossa saúde.

Assim, se você come normalmente comida sem valor nutritivo, alimentos processados ou desvitalizados, estará recebendo muito pouco prana; e aquilo que absorver será de qualidade inferior. O forno de micro-ondas também reduz o conteúdo prânico dos alimentos e deveria ser evitado. Isso novamente dá ênfase à ingestão de alimentos tão próximos quanto possível do seu estado natural. A água é outra fonte fundamental de prana e os rins são órgãos vata. Aqui, mais uma vez, a ingestão de líquidos prejudiciais, como refrigerantes, irá afetar os rins e, consequentemente, vata, afetando, em última análise, a quantidade de prana absorvido pelo corpo. Bebidas e líquidos industrializados não contêm prana. Água e sucos de frutas, sim.

Um ponto que é útil mencionar diz respeito a produtos derivados do leite. Enquanto muitas das informações apresentadas neste livro sobre produtos animais são, de algum modo, negativas, o Ayurveda tem um bom conceito com relação aos laticínios. Isto é, laticínios naturais. O Ayurveda afirma que uma vaca representa a mãe ou Mãe Natureza. Ela sempre proporciona mais do que é necessário. Uma vaca tem quatro úberes, um para o bezerro, um para o fazendeiro, um para o visitante que pode chegar a qualquer momento e um para a adoração do divino. Desse ponto de vista, a vaca não era apenas uma fonte de nutrição, mas tinha um papel integral na relação com a Terra e a divindade. Cada família tinha sua própria vaca, considerando-a não somente como uma fonte de riqueza, mas como uma dádiva da Mãe Divina e encarnação desta.

No mundo ocidental de hoje (e em grande parte da Índia moderna), a vaca não simboliza essas coisas, especialmente a relação com a Mãe Divina. Portanto, é importante compreender a visão ayurvédica dos produtos de leite, baseada nessa perspectiva. Produtores modernos de laticínios tratam as vacas de uma maneira que modifica a qualidade do leite. Isso, somado ao uso de hormônios e antibióticos, transforma o leite em veneno. Como se essa situação não fosse suficiente, a pasteurização do leite altera a estrutura enzimática de tal modo que ele passa a ser quase impossível de digerir. Laticínios com baixo teor de gordura já foram associados a várias doenças diferentes (incluindo alguns tumores malignos) e devem ser evitados a todo custo. O leite integral é muito melhor para a saúde porque o colesterol que ele contém consegue ser digerido pelo organismo, enquanto o colesterol presente em produtos desnatados não é digerível. Essas considerações tornam óbvio que os derivados do leite aos quais o Ayurveda se refere não são aqueles que você pode comprar no supermercado local.

O Ayurveda também apresenta certas orientações a respeito dos laticínios. O leite deveria ser sempre orgânico (a vaca deveria comer alimentos orgânicos e não receber nenhuma substância química), ser comprado cru e fervido imediatamente. Depois de frio, deveria ser refrigerado. Isso modifica a estrutura enzimática de maneira a torná-lo mais digerível. O leite deveria ser tomado morno, nunca frio ou gelado, uma vez que isso aumenta suas propriedades de produção de muco e estimula a formação de toxinas. Ele não deveria ser fermentado, como no queijo. A fermentação também promove a formação de toxinas. Finalmente, especiarias como a canela e o cardamomo deveriam ser adicionados ao leite para tornar sua digestão ainda mais fácil.

Usados dessa maneira, os produtos de leite são muito benéficos para o corpo. O Ayurveda considera que o leite nutre os sete tecidos (dhatus), sendo especialmente bom para os órgãos reprodutores. A maior parte das ervas rejuvenescedoras são tomadas com leite ou ghee. Entretanto, esse mesmo produto, produzido nos moldes de hoje é potencialmente prejudicial ao corpo. Os animais não são máquinas. Se lhes forem dados respeito e amor, eles são capazes de fornecer alimentos nutritivos para os seres humanos. Se não, seus produtos, aos quais são adicionados hormônios e antibióticos, podem se transformar numa fonte de doenças. Portanto, questionável não é o leite, mas como nós o recebemos da vaca.

Fórmulas para Desintoxicar o Fígado

Mencionei várias vezes neste livro que o fígado deveria ser desentoxicado. Na Tabela 40 incluí uma fórmula desintoxicante simples para cada um dos três humores, embora o fígado seja primariamente um órgão Pitta. Todas as constituições podem se beneficiar com a desintoxicação hepática porque a nossa alimentação tende a conter muitos alimentos que agravam pitta, tais como frituras, óleos de má qualidade, carnes vermelhas, álcool e açúcar. Deve-se tomar cuidado, sempre que qualquer tipo de desintoxicação está sendo feita, para não apressar o processo. Ir com muita rapidez é contraindicado no Ayurveda para todos os tipos de desintoxicação. O corpo não aceita bem os choques. É muito mais eficaz desintoxicar o fígado (ou corpo) lentamente.

Sinais de que o fígado está sendo desintoxicado depressa demais incluem dores de cabeça, erupções da pele, falta de energia, náusea, febre e emoções intensas, como raiva. Obedeça à dosagem recomendada. Essas fórmulas também irão aumentar agni, o que é uma parte importante da desintoxicação ayurvédica. Se for forte, agni irá queimar as toxinas liberadas, impedindo quaisquer efeitos colaterais, como os citados anteriormente. É melhor tomar essas fórmulas na primavera para limpar o excesso de pitta no fígado e eliminar as toxinas que tiverem se acumulado nesse órgão. Os óleos deverão ser evitados, assim como as frituras e o açúcar, por todos os tipos constitucionais enquanto durar o tratamento com essas fórmulas. O uso de ghee poderá ajudar a promover a função hepática e sabe-se que ela contribui para a ação de ervas amargas, purificadoras do fígado.

Tabela 40. Fórmulas para a Desintoxicação do Fígado

Dosha	Erva (Proporção)
Vata	(2) Cúrcuma (2) Bérberis (2) Dente-de-leão (1) Assa-fétida (1) Cominho (1) Funcho (1) Gengibre seco

Dose: ½ colher de chá com água morna, antes das refeições, duas vezes ao dia durante 7 dias. A seguir, aumente para 1 colher de chá rasa, durante 7 dias; depois aumente para 1 colher de chá "normal", durante 14 dias. Use a menor quantidade de água possível, uma vez que a fórmula não tem um gosto bom!

Dosha	Erva (Proporção)
Pitta	(3) Genciana (3) Bérberis (2) Cúrcuma (2) Dente-de-leão (2) Acariçoba (1) Cominho (1) Funcho (1) Coentro

Dose: ½ colher de chá com água morna, antes das refeições, duas vezes ao dia durante 7 dias. A seguir, aumente para 1 colher de chá rasa, durante 7 dias; depois aumente para 1 colher de chá "normal", durante 14 dias. Use a menor quantidade de água possível, uma vez que a fórmula não tem um gosto bom!
Ou use aloe gel sozinho: 1 colher de sopa de manhã e à noite durante 7 dias; a seguir, aumente para 2 colheres de sopa duas vezes ao dia; depois, tome ¼ de xícara de manhã, durante 14 dias.

Dosha	Erva (Proporção)
Kapha	(3) Cúrcuma (2) Bérberis (2) Dente-de-leão (1) Genciana (1) Cominho (1) Funcho (1) Pimenta-do-reino (1) Gengibre seco

Dose: ½ colher de chá com água morna, antes das refeições, duas vezes ao dia durante 7 dias. A seguir, aumente para 1 colher de chá rasa, durante 7 dias; depois aumente para 1 colher de chá "normal", durante 14 dias. Use a menor quantidade de água possível, uma vez que a fórmula não tem um gosto bom!

Que todos os seres estejam em paz e que a Mãe Divina seja novamente respeitada pelos seres humanos como a fonte de todas as coisas. Namaskar! Sri Tripura!

> Essa iluminação é Sua Majestade Transcendental Tripura, a Suprema. Ela é chamada Brahma nos Vedas, Vishnu pelos Vaishnavitas, Shiva pelos Saivitas e Shakti pelos Shaktas. Na verdade, nada existe senão Ela.
>
> — Tripura Rahasya

Apêndice 1

Pare de Tomar Remédios

As informações a seguir não se destinam a substituir conselhos médicos profissionais. Elas suplementam as informações apresentadas no livro. Representam a minha própria experiência profissional e poderão não ser aceitáveis ou legais em seu estado ou país. Se você tiver dúvidas, consulte seu médico.

No capítulo 6, uma discussão detalhada sobre os efeitos de produtos sintéticos no corpo foi apresentada. Este apêndice é um suplemento às informações desse capítulo, mostrando como ajudei mulheres a parar de usar produtos farmacêuticos sintéticos, sem que as mesmas experimentassem sintomas adversos. Sua situação, em particular, talvez seja diferente. Em caso de dúvida, consulte um profissional.

O corpo não recebe bem choques. Se você parar de tomar um medicamento subitamente, efeitos adversos poderão ocorrer em seu organismo, a despeito de quaisquer efeitos adversos que o próprio medicamento esteja causando. A melhor maneira de contornar essa situação é começar a tomar medicamentos fitoterápicos e, depois de um mês, cortar a dose do seu remédio pela metade. Depois do segundo mês, corte novamente pela metade a dose ingerida. Continue com esse processo até que se torne impraticável dividi-la ao meio. Isso normalmente leva de três a quatro meses – tempo suficiente para que o corpo se adapte.

A regra geral é que mudanças na alimentação ou nos remédios necessitam de três meses para realizar uma transformação real em seu metabolismo. Evidentemente, doses elevadas ou tratamento de problemas agudos (sintomas) não se encaixam nessa categoria. O processo se aplica a hábitos alimentares diferentes, com o objetivo de alterar a saúde como um todo (equilibrar seu organismo), ou a fórmulas baseadas em plantas para corrigir desequilíbrios em sua constituição. A maior parte das fórmulas presentes neste livro foi criada para atuar a longo prazo, corrigindo o equilíbrio metabólico que chamamos de constituição.

Isso significa que se você tomar um remédio de ervas durante um período de três meses, estará modificando a função habitual do corpo. Como este já estava habituado a ingerir produtos sintéticos, necessitará de um período de "reeducação". Esta deverá ser feita gradualmente. Normalmente, sugiro que as pacientes não mudem sua medicação no primeiro mês, mas deem tempo para que os remédios naturais atuem. Dependendo do remédio, a dose poderá então ser diminuída. Quase sempre isso é seguro para qualquer tipo de suplemento hormonal ou antidepressivo, desde que o antidepressivo não tenha sido usado por mais de um ano ou dois, no máximo. Numa situação como essa, o fígado, os rins e as suprarrenais sofrem e devem ser fortalecidos antes que se tente suspender a medicação.

Outros tipos de remédio deverão ser abordados individualmente, em conjunto com seu médico. Minha principal preocupação são os produtos usados especialmente por mulheres, isto é, hormônios e antidepressivos. Não tenho condições de orientar os leitores quanto a outros tipos de medicamento, uma vez que estes estão fora do meu campo de conhecimento. O melhor seria trabalhar em conjunto com um herborista e um médico. Também, se você tiver um problema cardíaco ou uma doença grave, que ameace sua vida, esses conselhos não se aplicam a você.

Um exemplo do que eu disse anteriormente é usar a fórmula para depressão de vata quando se quiser parar com um antidepressivo. Comece com o remédio de ervas, tomando-o durante um mês. Depois disso, dos quatro comprimidos que você estava tomando passe para dois por dia. Durante o segundo mês tome o remédio natural e dois comprimidos. No início do terceiro mês tome apenas um comprimido ao anoitecer. No início do quarto mês pare de tomar qualquer outro medicamento que não seja a fórmula de ervas. Você deverá continuar a tomar o remédio de ervas durante mais três meses depois de deixar o remédio sintético. Isso significa um total de seis meses de tratamento com as plantas medicinais – três com o remédio anterior e três sem o remédio. Se, em qualquer momento, sentir necessidade de tomar mais remédio, faça-o. Quando se sentir capaz, reduza a dose novamente.

Alguns herboristas se recusam a dar orientação nesse sentido, por receio de ações legais ou problemas com a comunidade médica. Certos medicamentos podem, às vezes, reagir a algumas ervas. É sempre bom perguntar a seu médico se um remédio em particular apresenta qualquer reação conhecida a plantas medicinais. É melhor evitar situações difíceis antes que elas ocorram.

Pessoas de vata são as que terão maior dificuldade, na verdade, para se libertar de remédios. Elas precisarão de apoio e deverão ser orientadas porque seus corpos tendem a criar dependência química. As pessoas de pitta são as que terão maior facilidade para deixar medicamentos por causa de sua determinação. Elas, entretanto, podem ficar impacientes e querer fazê-lo com excessiva rapidez. Pessoas de kapha precisarão de um sistema de apoio (um grupo de pessoas será o melhor para elas) ao tentar romper com o apego ao sentimento em relação ao remédio e com a dependência emocional do mesmo.

Quanto mais longo for o tempo de uso do medicamento, mais lentamente você deverá ir quando decidir parar de tomá-lo. Quanto mais dependente dele você for, mais cuidado deverá tomar.

Deixar de tomar pílulas anticoncepcionais poderá trazer um grande alívio ou uma grande perturbação a seu sistema endócrino, agora dependente. Mulheres de vata terão os maiores problemas para se adaptar à falta da pílula. O uso da fórmula para pré-menopausa (ver capítulo 10) adequada ao seu tipo constitucional ajudará a equilibrar seu sistema hormonal e melhorar os efeitos secundários causados pela interrupção do tratamento, se você experimentar algum. Geralmente não há problema em simplesmente parar de tomar a pílula. Pergunte ao médico que lhe prescreveu o remédio se isso é viável em seu caso. Eu recomendo que você tome um suplemento hormonal de ervas durante um a dois meses antes de parar com a pílula se você já estiver fazendo uso dela por cinco anos ou mais. Mulheres de vata podem precisar desse suplemento depois de apenas um ano de uso.

Ao se interromper a ingestão de um medicamento de qualquer tipo, o fígado e os rins deverão ser fortalecidos durante vários meses. O uso prolongado de produtos farmacêuticos danifica esses filtros do organismo, perturba vata e, com o tempo, geralmente causa acúmulos tóxicos no trato digestivo. Uma fórmula para purificar o fígado é uma boa ideia.

A seguir, será melhor tomar um imunomodulador (ele dá apoio à função imunológica mesmo depois de você suspendê-lo) durante três meses ou mais. Estes são os que eu sugiro:

Vata: Use ashwagandha (2 g), shatavari (1 g) e triphala (1 g) duas vezes ao dia com leite cru* e mel (8g por dia no total).

Pitta: Use shatavari (2 g), ashwagandha (1 g) e amla (1 g) duas vezes ao dia com leite e açúcar crus (8g por dia no total).

Kapha: Use ashwagandha (2 g), shatavari (1 g) e triphala (1 g) duas vezes ao dia com água morna e mel (8 g por dia no total).

---

*O leite cru poderá ser substituído por leite de soja, de arroz ou de amêndoa, mas estes deverão ser sempre aquecidos antes de serem tomados.

Apêndice 2

Gravidez e Parto
Segundo o Ayurveda

Este assunto, por si só, mereceria um livro. Na verdade, o texto principal do antigo Ayurveda, *Caraka Samhita*, dedica cerca de um quarto de suas muitas centenas de páginas exclusivamente à saúde da mulher relacionada ao parto, embora eu não possa abordar o tópico em profundidade, sem mencionar que seria incorreto fazê-lo. Por essa razão, incluo, aqui, uma breve descrição do ponto de vista ayurvédico quanto ao processo do nascimento.

O fator mais importante é a mulher estar saudável *antes* de engravidar. Isso significa saúde de acordo com o Ayurveda e não apenas a ausência de sintomas de uma doença. Não deveria haver toxinas presentes no corpo e o sistema digestivo deveria estar funcionando equilibradamente. A menstruação deveria ser suave e sem irregularidades. Quaisquer irregularidades na menstruação – dor, mudanças de humor, fluxo excessivo ou mínimo, ciclos irregulares ou inchaço e peso – tenderão a causar problemas durante a gravidez e o parto. Seu estado antes e durante a gravidez irá determinar, na verdade, o processo do parto. Quanto mais saudável você for, mais tranquilo este será.

O Ayurveda, portanto, enfatiza que seu estado de saúde deveria ser bom para você pensar em ter filhos. Isso não apenas proporciona ao bebê uma possibilidade melhor de nascer saudável como resulta numa gravidez e parto mais fáceis. Entretanto, se você engravidou e quer melhorar sua saúde, isso pode e deve ser feito imediatamente. Essa iniciativa envolve os mesmos passos descritos a seguir, exceto que o corpo deve ser ligeiramente desintoxicado enquanto é fortalecido. Nenhuma alimentação ou regimes drásticos devem ser adotados durante a gravidez por nenhuma mulher. Igualmente, nenhuma droga recreativa deve ser usada – mesmo fumo ou álcool.

O Ayurveda afirma que seu estado durante a gravidez irá influenciar a mente e o corpo da criança. Obviamente, esse conhecimento foi perdido e desconsiderado pela sociedade industrializada por muitas gerações – o que pode indicar a razão pela qual temos tantos problemas sociais atualmente. Tradicionalmente, uma mulher era cuidada e alimentada na mente e no espírito, emocional e fisicamente. Ênfase era dada à sua felicidade emocional e ao seu contentamento porque isso era considerado como a influência mais importante no bebê que estava se desenvolvendo. Às mulheres grávidas não era permitido trabalhar fora de casa ou se expor ao stress e a ambientes violentos. Todos esses fatores perturbam a criança em formação.

No mundo de hoje, talvez não tenhamos condições de seguir essas orientações completamente. Podemos, contudo, proporcionar um ambiente e cuidados amorosos às nossas amigas, irmãs e parentes grávidas. O marido deveria ser instruído (sem dúvida uma tarefa difícil) quanto aos efeitos de ciúmes infantis e necessidades movidas pelo egoísmo na esposa durante a gravidez. Ele deveria apoiar sua parceira na criação de uma nova vida. A mulher grávida, por outro lado, precisa apoiar-se e apoiar seu marido e família porque ela é (quer as pessoas gostem ou não) o pilar da família. É a energia feminina que mantém as coisas unidas e fornece a coesão necessária para uma base emocional forte no lar. Evidentemente, a mulher também deverá estar recebendo apoio para realizar essa tarefa, cada vez mais difícil.

    O tratamento básico é fortalecer e nutrir o corpo todo. Atenção deve ser dada a cada um dos níveis teciduais, cuidando para que cada sistema esteja em bom funcionamento durante toda a gravidez. Exercícios brandos devem ser praticados. O hatha yoga para as gestantes é especialmente indicado porque ele mantém o prana fluindo pelo corpo suavemente. Isso não somente ajuda a criança, mas torna o parto muito mais fácil. A alimentação é um dos fatores mais importantes e deveria ser abordada com cuidado. Mais uma vez, a maior parte dos livros aconselha uma dieta rica em proteínas, afirmando que as proteínas formam a estrutura da parede celular no corpo. Entretanto, deve ser enfatizado que pesquisadores modernos repetidamente tentaram criar uma dieta que não contivesse proteínas suficientes e falharam todas as vezes. A única exceção a isso ocorreu quando a alimentação era baseada em alimentos processados e atraentes ao paladar, mas de baixo valor nutritivo. Enquanto você comer alimentos em seu estado natural, estará recebendo proteínas em quantidades mais que suficientes. Por outro lado, quantidades excessivas de proteínas podem trazer muitos problemas para você e para seu filho.

    Vitaminas e suplementos também deverão ser considerados cuidadosamente. A ingestão de suplementos raramente é recomendada durante a gravidez. Se você os estiver usando, deverá fazer uma pausa regularmente, para permitir ao seu corpo e ao bebê um descanso. Veja o capítulo 6 se você tiver dúvidas a respeito dessa abordagem.

Até mesmo muitas ervas estão contraindicadas durante a gravidez e estas também deveriam ser usadas com cautela. Existem várias exceções. Uma delas é shatavari. Cuidado será necessário se sua constituição for kapha ou tiver tendência para inchar ou ganhar peso, porque shatavari ajudará a nutrir em tal grau que poderá congestionar os tipos kapha. O Ayurveda considera ashwagandha como um bom alimento durante a gravidez. Contudo, essa visão não é partilhada pelo Ocidente.

Não é necessário dizer que, depois do nascimento, a criança deverá ser amamentada pela mãe durante vários meses. O leite materno fornece tantos nutrientes que se torna difícil compreender como alguém poderia dar um pó industrializado a um bebê. Mais importante ainda é o amor que é passado da mãe para o filho. A interferência nesse período de ligação entre mãe e filho é um dos principais problemas de nossa sociedade. Além disso, observei durante muitos anos que as pessoas que não foram amamentadas pela mãe ficam muito mais sujeitas a alergias e sensibilidade aos alimentos.

O período todo da gravidez e os cuidados com o bebê deverão ser guiados por um profissional local e são muito individuais para merecerem recomendações gerais. Esse é um dos mais importantes acontecimentos na vida de uma mulher e muita atenção deve ser dada para apoiar esse acontecimento. O único conselho em comum que pode ser dado quanto ao tratamento é amar e ser amada. Só isso já é suficiente para compensar quaisquer "falhas", sendo a melhor cura para todas as neuroses. No Ayurveda, o amor em si é o mais importante tratamento para a gravidez e o nascimento de um novo ser neste mundo.

Apêndice 3

Afrodisíacos e Fertilidade

Como foi dito no capítulo 4, existem três razões para que os humores saiam do equilíbrio e causem doenças: superestimulação dos sentidos e como nos relacionamos com o mundo por meio deles; ignorância ou uma "falha na sabedoria", que envolve nossos hábitos, estilo de vida, alimentação e atividades diárias; e tempo. Todos esses fatores desempenham um papel na fertilidade de uma mulher.

Do ponto de vista médico, os afrodisíacos são substâncias que alimentam e dão sustento aos órgãos reprodutores. Não são substâncias que estimulam uma pessoa à excitação sexual. O melhor afrodisíaco, em termos de estímulo sexual, é o amor. Se você estiver buscando excitação sexual, este é o livro errado e o apêndice errado. O Ayurveda abrange toda uma ciência dos afrodisíacos. Ela é um dos oito ramos desse sistema médico. Visa estimular o desenvolvimento de mulheres, gravidezes, partos e crianças saudáveis.

A fertilidade e a infertilidade relacionam-se diretamente com o sétimo nível tecidual do corpo. Qualquer deficiência nesse nível do corpo pode resultar numa baixa fertilidade. A ciência dos afrodisíacos no Ayurveda é a ciência da fertilidade.

O primeiro fator importante na fertilidade é o uso apropriado de seus órgãos dos sentidos. A vagina é um desses órgãos, o abuso da qual afeta o sétimo nível tecidual ou shukra. A mente também é um órgão de um sentido muito sutil e seu abuso irá depauperar shukra. Podemos supor que uma história de abuso, sexual ou mental, pode afetar a fertilidade. Permanecer num relacionamento sem amor também poderá perturbar os tecidos do shukra. Esses aspectos devem ser abordados antes de se tomar afrodisíacos e ter sucesso com a gravidez.

O segundo fator talvez seja o mais importante porque cobre tudo o que fazemos em nossa vida. O nível tecidual shukra é, como mencionei anteriormente, o resultado dos outros tecidos. A falta de fertilidade normalmente revela uma deficiência em todos os tecidos até certo ponto – principalmente decorrente de uma dieta desvitalizada, composta de alimentos sem poder nutritivo ou industrializados. Qualquer ação ou hábito que enfraqueça o corpo ou a mente encontra-se nessa categoria, devendo ser abordado antes do tratamento.

O último fator é o tempo, refletido no movimento dos doshas através das estações do ano e da vida. Há uma ciência bastante precisa que lida com o tempo na tradição védica, e que está intimamente ligada com o Ayurveda. Essa ciência é chamada de *Jyotish* ou "ciência da luz". A luz sempre foi a unidade fundamental do movimento do tempo para os seres humanos. Nesse sentido, pode-se usar Jyotish para se encontrar o momento mais fértil pela observação da Lua. Jyotish é um sistema astrológico muito antigo baseado na Lua (feminino). Médicos ayurvédicos nunca tratam mulheres com problemas de fertilidade sem antes consultar um especialista em Jyotish ou sem traçar, eles mesmos, o mapa natal.

Uma compreensão do tempo também indica fatores kármicos, como a saúde de sua mãe ou questões genéticas. Fatores que são revelados no mapa astral. Este é um estudo especial de Jyotish e eu não sou treinado nessa ciência, de modo que não estou em condições de oferecer qualquer conselho. Sugiro, entretanto, que procure um profissional na região em que você mora. Pela compreensão de seu mapa natal e do movimento da Lua através de sua vida, você poderá identificar o melhor momento para conceber. Isso deveria ser feito juntamente com o tratamento que recomendo a seguir. Essa é uma ciência válida e tem sido empregada com sucesso por muitos milhares de anos. Eu a uso em minha própria prática profissional, do ponto de vista médico, para me ajudar a compreender o movimento da doença através do tempo ou para calcular a possível ocorrência de uma doença na vida de um paciente.

Plantas medicinais e alimentos podem ser ingeridos para equilibrar os três fatores que afetam os doshas. Antes de tomar as ervas afrodisíacas, você deverá estar com o organismo limpo. Se o corpo não estiver limpo, os resultados serão confusos ou o tratamento poderá falhar. Se o corpo estiver fraco demais para se purificar sozinho, plantas purificadoras e fortalecedoras deverão ser usadas. As melhores ervas afrodisíacas no Ayurveda, em ordem de importância, são:

Shatavari
Ashwagandha
Shilajit
Sementes de lótus
Amla
Dong quai
Gokshura

Guduchi
Bala

Essas ervas deverão ser tomadas em doses de 4 a 8 gramas por dia com leite morno ou água e açúcar natural ou mel. Ghee também pode ser usada para tipos pitta ou mulheres com pouco agni.

Apêndice 4

Glossário de Plantas Medicinais

Lista Alfabética pelos Nomes em Português

Português	Latim	Energias	Dosha
Açafrão	*Crocus sativus*	fria	vpk=
Acariçoba	*Hydrocotyle asiática*	fria	kpv=
Agnocasto, alecrim-de-angola	*Vitex agnus castus*	quente	vk-p+
Alcaçuz	*Glycyrrhiza glabra*	fria	vp-k+
Angélica	*Angelica archangelica*	quente	vk-p+
Angélica chinesa, dong quai	*Angelica sinensis*	quente	vk-p=
Artemísia	*Artemisia vulgaris*	quente	kv-p+
Aspargo	*Asparagus officinalis*	fria	pk-v=
Aspargo	*Asparagus racemosus*	fria	pv-k+
Babosa medicinal	*Aloe vulgaris*	fria	vpk=
Bardana	*Arctium lappa*	fria	pk-v+
Bérberis	*Berberis vulgaris*	quente	pk-v+
Bolsa-de-pastor, chapéu-de-frade	*Capsella bursapastoris*	fria	pk-v+
Borragem	*Borrago officinalis*	fria	pk-v+

Português	Latim	Energias	Dosha
Cálamo-aromático	Acorus calamus	quente	vk-p+
Calêndula	Calendula officinalis	fria	pk-p+
Canela	Cinnamomum zeylanicum	quente	vk-p+
Cardamomo	Elettaria cardamomum	quente	vk-p+
Cereja-de-inverno	Withania somnifera	quente	vk-p+
Coentro	Coriandrum sativum	fria	pkv=
Cominho	Cuminum xanthorrhiza	fria	pkv=
Confrei	Symphyum officinale	fria	pv-k+
Crataego/Espinheiro-alvar	Crataegus oxyacantha	quente	v-k=p+
Crisântemo	Chrysanthemum morifolium	fria	pk-v+
Cúrcuma	Curcuma longa	quente	kv-p=
Dente-de-leão	Taraxacum dens leonis	fria	pk-v+
Elecampana	Inula helinium	quente	vk-p+
Equinácea	Echinacea angustifolia	fria	pk-v+
Erva-de-são-cristóvão	Cimicífuga racemosa	fria	pk-v+
Erva-de-são-joão	Hypericum perforatum	fria	pk-v+
Feno-grego	Trigonella foeniculum	quente	vk-p+
Framboesa	Rubus idoeus	fria	pk-v+
Funcho, erva-doce	Foeniculum vulgare	fria	vpk=
Garança	Rubia tinctorum	fria	pk-v+
Genciana	Gentiana lutea	fria	pk-v+
Gengibre	Zingiber officinale	quente	vk-p+
Ginseng	Panax ginseng	quente	v-kp=
Hidraste	Hydrastis canadensis	fria	pk-v+

Português	Latim	Energias	Dosha
Malvaísco	*Althaea officinalis*	fria	pv-k+
Mil-folhas	*Achillea millefolium*	fria	pk-v-
Mirra	*Commiphora myrrha*	quente	kv-p+
Noz-moscada	*Myristica fragrans*	quente	vk-p+
Poejo	*Mentha pulegium*	quente	vk-p+
Sálvia	*Salvia officinalis*	quente	kv-p+
Urtiga	*Urtica dioica*	fria	pk-v+
Uva-ursina, uva-ursi	*Arctostaphylos uva ursi*	fria	pk-v+
Valeriana	*Valeriana officinalis*	quente	vk-p+
Viburno	*Viburnum prunifolium*	fria	kv-p+
Viburno, *cramp bark*, sabugueiro-d'água	*Viburnum opulus*	quente	kv-p+

Plantas Indianas

Lista Alfabética pelos Nomes Latinos

Latim	Nome Indiano	Português
Acora calamus	Vacha	Cálamo
Asafoetida	Hing	Assa-fétida
Asparagus adescendens	Safed mushali	Aspargo branco
Asparagus racemosus	Shatavari	Aspargo
Asphaltum	Shilajit	Betume natural
Azadiracta indica	Neem	Nim
Bambusa arundinacia	Vamsha rochana	Resina do bambu
Berberis aristata	Daru haldi	Bérberis
Boerhaavia diffusa	Punarnava	Erva-tostão

Latim	Nome Indiano	Português
Caryophyllus aromaticus	Lavanga	Cravo
Cinnamomum zeylanicum	Dalchini	Canela
Cinnamomum iners	Tejpatra	Tamala
Convolvolos pluricaulis	Shankpushpi	Convulvulácea
Commiphora mukul	Guggulu	Gugul
Coriandrum sativum	Dhanyaka	Coentro
Crocus sativus	Kesar	Açafrão
Cumimum cyminum	Safed jerra	Cominho branco
Curcuma longa	Haldi	Cúrcuma/Açafrão-da-índia
Cyperus rotundus	Musta	Capim-alho
Eclipta alba	Bhringraj	Erva-botão
Ellataria cardamomum	Elacihi	Cardamomo
Embelia ribes	Vidanga	Embélia
Emblica officinalis	Amal	Groselha-da-índia
Foeniculum vulgare	Bari saunf	Funcho
Glycyrrhiza glabra	Mulethi	Alcaçuz
Hemidesmus indicus	Anantmool	Salsaparrilha-indiana
Hydrocotyle asiática	Brahmi	Acariçoba
Mucuna pruriens	Kaunch	Mucuna
Myristica fragrans	Jaiphal	Noz-moscada
Nardostachys jatamansi	Jatamansi	Nardo-índico
Nelumbo nucifera	Kamal bees	Sementes de lótus
Nigella sativa	Kali jerra	Cominho-preto
Ocimum sanctum	Tulsi	Manjericão-santo
Picrorrhiza kurroa	Kutki	Raiz amarga
Piper longum	Pippli	Pimenta-longa

Latim	Nome Indiano	Português
Piper nigrum	Kalimirch	Pimenta-do-reino
Plumbago zeylanica	Chitrak	Erva-de-chumbo-do Ceilão
Polygonatum officinale	Meda	Selo-de-salomão
Ricinus communis	Eranda	Rícino
Rubia cordifolia	Manjishta	Garança-da-índia
Santalum Alba	Chandana	Sândalo
Sesamum indicum	Tila	Gergelim
Sida cordifolia	Bala	Malva-do-campo
Swertia chirata	Chiraita	Genciana-da-índia
Terminalia belerica	Bibhitaki	Mirobálano
Terminalia chebula	Haritaki	Mirobálano afegão
Tinispora cordifolia	Guduchi	Amrita
Tribulis terrestris	Gokshura	Tríbulo
Valeriana wallichi	Thagara	Valeriana-da-índia
Withania somnifera	Ashwagandha	Ginseg indiano
Zingiber officinale	Sunthi	Gengibre

Glossário

Abhyanga: massagem terapêutica ou diária.

Afrodisíaco: qualquer substância que promove a saúde dos órgãos reprodutores.

Agni: o primeiro dos três princípios cósmicos; deus do fogo; fogo digestivo.

Alopatia: medicina ocidental, medicina moderna.

Apana prana: um dos cinco pranas; o prana que controla toda a evacuação ou eliminação, chamado de sopro descendente; reside no abdômen inferior.

Ashram: local dedicado ao crescimento espiritual.

Astanga hrdayam: um dos três textos antigos de medicina ayurvédica.

Atma: consciência ou Deus num sentido individualizado.

Ayurveda: o sistema médico mais antigo do mundo; uma abordagem holística desenvolvida pelos mesmos sábios que criaram os sistemas de Yoga; parte dos Vedas que trata da saúde do corpo; a ciência da vida.

Brahma: consciência num sentido absoluto; um dos três aspectos da consciência, o criador ou aspecto criativo; fundador do Ayurveda na forma de um deus.

Brahmacharya: o estado de quem repousa em Brahma ou a realidade não manifestada; muitas vezes o termo é usado incorretamente com o significado de celibato forçado.

Brahman: termo usado para descrever aquilo que não é possível descrever; muitas vezes simplesmente chamado de ser, consciência, bem-aventurança ou *sat, chit, anand*; o Si Mesmo.
Brâmane: a casta letrada na sociedade védica; os sacerdotes.
Brimhana: tratamentos no Ayurveda que visam ao fortalecimento.
Caraka Samhita: o texto mais antigo do Ayurveda que sobreviveu até o presente; um dos três textos de medicina ayurvédica do passado remoto.
Chi: palavra chinesa que significa prana.
Chit: consciência.
Cinco elementos: os cinco estados da existência material: massa, líquido, transformação, movimento e o campo no qual eles atuam; também chamados: terra, água, fogo, ar e éter.
Cinco estados da matéria: comumente conhecidos como os Cinco Elementos.
Consciência: no sentido usado neste livro, o substrato ou fonte de toda manifestação.
Constituição: a mistura, com características únicas, dos três humores numa pessoa.
Cura prânica: método terapêutico de harmonização direta dos pranas.
Dhatu: tecido; existem sete níveis teciduais diferentes segundo o Ayurveda – plasma, sangue, músculos, gordura, ossos, medula óssea e tecido nervoso, além dos fluidos reprodutores.
Dieta sátvica: uma dieta que promove o sattva; alimentos muito suaves e nutritivos como leite, arroz basmati, feijão-mungo e frutas.

Dosha: em sânscrito, "humor"; literalmente, aquilo que vai se desequilibrar ou sair; "falha".
Energia Vital: outra maneira de designar prana, especialmente os cinco pranas que atuam no corpo.
Ghee: manteiga que passou por um processo de cozimento para impedir sua deterioração; usada em culinária e como veículo para remédios feitos de plantas.
Guna: qualidade, atributo da inteligência; há três gunas: sattva, rajas e tamas; do ponto de vista terapêutico existem vinte, que determinam a qualidade da erva ou substância (isto é, oleosa, viscosa, seca etc.).
Guru: literalmente, "aquele que dissipa a ignorância"; aquele que conhece o que está por trás da criação, sua origem; mestre; pessoa importante.
Humor: um conceito singular, usado para descrever as funções do corpo; as forças que equilibram os cinco elementos entre si no corpo; os humores são três: vata (vento), pitta (fogo) e kapha (água). Existe um quarto humor chamado "bom humor", que, com frequência, falta nas pessoas, mas que vale a pena desenvolver.
Impressão latente: ver *Impressões energéticas*.
Impressões energéticas: no sânscrito, duas palavras descrevem dois tipos de impressões, vasanas e samskaras. Impressões latentes, inconscientes ou armazenadas e impressões mentais atuais; impressões acumuladas no corpo sutil; o yoga afirma que são essas impressões que nos fazem encarnar em outra vida, a menos que lhes seja permitido aflorarem à consciência; essas impressões, juntamente com o prana, criam o que chamamos de mente.

Investigação: método que busca encontrar a origem dos pensamentos e do prana; pergunta: "Quem sou eu?" (ver livros de Ramana Maharishi e H. W. L. Poonjaji).

Kapha: um dos três humores; aquilo que une; coesão; controla os elementos água e terra.

Karma: ação; lei cósmica segundo a qual para qualquer ação há uma reação; não existe karma "mau" ou "bom"; no aspecto terapêutico, a ação geral de uma planta ou substância no corpo.

Ki: em japonês, palavra que significa prana.

Kundalini: o prana primordial que permanece adormecido no corpo, a menos que seja ativado por práticas especiais (nota: essas práticas são perigosas se a pessoa que pretender despertar o kundalini não for supervisionada por um mestre *qualificado*).

Langhana: terapias de redução no Ayurveda.

Mantra: a ciência do som; pela utilização do som correto, cada um dos pranas pode ser harmonizado – assim como a mente.

Marma: ponto sensível no corpo que estimula o fluxo prânico; os pontos de acupressura no Ayurveda.

Maya: a ilusão de que a criação está separada de Deus.

Mente: pensamentos que se movem através da consciência e criam a ilusão de continuidade; a combinação de prana e vasanas.

Meridianos: os canais de prana no corpo; chamados nadis no yoga e prana srota no Ayurveda.

Nadi: ver *Meridianos*.

Ojas: a essência dos alimentos e o resultado do sétimo nível tecidual; a base do sistema imunológico. Nós nascemos com oito gotas de ojas no chakra do coração. Se essa quantidade for reduzida, morreremos. Existe um ojas secundário que é o resultado de todos os elementos dos tecidos. Ele pode variar em quantidade, porém quando diminui, ficamos doentes (ver *Caraka Samhita*, vol. I, p. 594).

Pancha karma: as Cinco Ações; cinco terapias de redução no Ayurveda.

Parabdha: o karma ou ação residual; os karmas associados com a manifestação do corpo/mente. Em outras palavras, enquanto você tiver um corpo o karma parabdha continuará a existir.

Pitta: um dos três humores; aquilo que queima; transformação; controla os elementos fogo e água.

Prakriti: a energia dinâmica da consciência; a Mãe Natureza; a constituição natal.

Prana: pra = antes, ana = sopro; vayu; a energia vital. Qi, Ki, Chi; ele tem sua origem no substrato de consciência pura com a inteligência (agni) e com o amor (soma). Juntos, criam a consciência individualizada. Há cinco pranas principais no corpo humano: prana, apana, samana, udana e vyana. Eles nascem do prana cósmico e do guna rajas; é o mais importante dos cinco vayus no corpo; chamado de expiração (respiração voltada para fora); reside na cabeça e no coração.

Pranayama: método de controle da respiração, usado para regular a mente e o prana e, consequentemente, a saúde física e mental. Somente deverá ser praticado sob a orientação de um mestre *qualificado*.

Purusha: aspecto não manifestado da consciência; o vazio; inteligência pura; energia masculina.

Qi: outra palavra para prana.

Rajas: um dos três gunas; ação, movimento, brilho, energia, agressividade, exacerbação mental, conquistas e emoções fortes.

Sabor: o início da ação terapêutica de qualquer substância no corpo.

Samana prana: um dos cinco pranas no corpo; chamado de prana nivelador; reside na região do umbigo.

Samsara: a ideia de que estamos separados de Deus; sofrimento; ilusão.

Samskaras: impressões energéticas inatas ou condicionadas; ver *Impressões energéticas*.

Sattva: um dos três gunas; pureza, paz, calma, beleza, felicidade, mente silenciosa e obediente, e emoções estáveis.

Shakti: ou Sakti; prana cósmico; a esposa de Shiva; aspecto dinâmico da energia feminina.

Shiva: ou Siva; consciência pura; um dos três aspectos da consciência como deus, o destruidor.

Si mesmo: expressão para designar a consciência pura; também chamada Brahman ou o substrato de toda a dualidade – isto é, criação; nossa verdadeira natureza, e, por isso, a expressão "Si Mesmo"; algumas vezes mencionado como "Eu-Eu" nos livros hindus.

Snehana: massagem com óleo no contexto da terapia de oleação; geralmente usada como preparativo para o pancha karma.

Soma: néctar; a essência mais sutil de ojas e kapha; o deus Soma significa amor, unidade.

Srotas: no sistema ayurvédico, canais que conduzem substâncias como sangue, ar e pensamentos.

Substrato: o mesmo que o Absoluto, a Consciência pura, o Amor, Brahman, Atman, o Si Mesmo ou a Origem.

Sushruta Samhita: um dos três antigos textos ayurvédicos de medicina.
Tamas: um dos três gunas; inércia, embotamento, depressão, vazio, estupidez, preguiça, desespero e emoções autodestrutivas.
Tantra: um caminho que aceita totalmente todos os aspectos do mundo físico, baseado na crença de que todas as coisas levam a Deus; veneração da mãe divina; em geral confundido com a prática sexual.
Tejas: forma sutil de pitta; o poder de discernimento da mente.
Trikutu: uma famosa fórmula ayurvédica que estimula a digestão e agni; muito boa para kapha.
Triphala: uma famosa fórmula ayurvédica para rejuvenescimento do corpo; promove a digestão e harmoniza todos os órgãos digestivos; boa para os três humores.
Udana prana: um dos cinco pranas no corpo; é chamado de respiração ascendente, concentra-se na garganta; o kundalini yoga cultiva esse prana, pois dele procedem todos os poderes paranormais.
Vasanas: impressões energéticas latentes; ver *Impressões energéticas*.
Vata: um dos três humores; aquilo que sopra; movimento; controla os elementos vento (ar) e éter.
Vayu: o Deus do Vento; outro nome para vata; outro nome para prana.
Vedas: literalmente, "conhecimento" ou "sabedoria", mas usado aqui com o sentido de Livro do Conhecimento, o livro mais antigo do mundo; existem quatro Vedas.
Vikruti: a constituição do momento; aquilo que recobre prakruti.

Vishnu: consciência como amor puro; o aspecto da consciência que protege e preserva o mundo; como deus, Vishnu tem sete manifestações principais, das quais Rama e Krishna são as duas mais famosas.

Vyana prana: um dos cinco pranas no corpo; chamado de o sopro que iguala, ele unifica todos os outros pranas e o corpo; difunde-se pelo corpo todo.

Yantra: um som ou sílaba transformado numa forma geométrica, comumente gravada em pedra ou numa placa de metal.

Yoga: união; aquilo que nos leva de volta à Fonte original; em geral é compreendida como sendo um caminho ou uma prática que conduz a Deus; não se restringe ao hatha yoga ou a ásanas (posturas corporais).

Bibliografia

Astanga Hrdayam, vols. I-III. Trad. Prof. K. R. Srikantha Murthy. Varanasi, Índia: Krishnadas Academy, 3ª ed., 1996.

Atreya. *Practical Ayurveda: Secrets of Physical, Sexual & Spiritual Health.* York Beach, ME: Samuel Weiser, 1998.

———. *Prana: The Secret of Yogic Healing.* York Beach, ME: Samuel Weiser, 1996.

———. *The Secrets of Ayurvedic Massage.* Twin Lakes, WI: Lotus Press, 1999. [*Os Segredos da Massagem Ayurvédica*, publicado pela Editora Pensamento, São Paulo, 2000.]

Ballentine, Dr. Rudolph. *Diet and Nutrition: A Holistic Approach.* Honesdale, PA: Himalayan International Institute, 1978.

Chen, Junshi *et al. Diet, Lifestyle and Mortality in China: A Study of the Characteristics of 65 Countries.* T. C. Campbell *et al.*, orgs. Ithaca, NY: Cornell University Press, 1990.

Clifford, Terry. *Tibetan Buddhist Medicine and Psychiatry.* York Beach, ME: Samuel Weiser, 1984.

Dash, Dr. Bhagwan. *Ayurvedic Cures for Common Diseases.* 4ª ed. Nova Delhi: Hind Pocket Books, 1993.

Dash, Dr. Bhagwan e Sharma, Dr. R. K.. *Caraka Samhita.* 3 vols. Varanasi, Índia: Chowkamba Series Office, 1992.

Devaraj. Dr. T. L. *Speaking of Ayurvedic Remedies for Common Diseases.* Nova Delhi: Sterling Publishers, 1985.

Frawley, Dr. David. *Astrology of the Seers*. Twin Lakes, WI: Lotus Press, 2000.

_____. *Ayurveda and the Mind: The Healing of Consciousness*. Twin Lakes, WI: Lotus Press, 1997.

_____. *Ayurvedic Healing: A Comprehensive Guide*. Twin Lakes, WI: Lotus Press, 2000.

_____. *Gods, Sages and Kings: Vedic Secrets of Ancient Civilization*. Twin Lakes, WI: Lotus Press, 1991.

_____. *Tantric Yoga and the Wisdom Goddesses*. Twin Lakes, WI: Lotus Press, 2003.

Frawley, Dr. David e Lad, Dr. Vasant. *The Yoga of Herbs*. Twin Lakes, WI: Lotus Press, 1986.

Grieve, Mrs. A. *A Modern Herbal*. Londres: Tiger Books International, ed. rev., 1973.

Heyn, Birgit. *Ayurvedic Medicine: The Gentle Strength of Indian Healing*. Nova Delhi, Índia: Indus/Harper-Collins India, 1972.

Joshi, Dr. Sunil V. *Ayurveda and Panchakarma*. Twin Lakes, WI: Lotus Press, 1996.

Lad, Dr. Vasant. *Ayurveda: The Science of Self-Healing*. Twin Lakes, WI: Lotus Press, 1984.

_____. *Secrets of the Pulse*. Albuquerque, NM: The Ayurvedic Institute, 1996.

Lad, Dr. Vasant e Lad, Usha. *Ayurvedic Cooking for Self-Healing*. Twin Lakes, WI: Lotus Press, 1994.

Lee, John R. e Hopkins, Virginia. *What Your Doctor May Not Tell You about Menopause: The Breakthrough Book on Natural Progesterone*. Nova York: Warner, 1996.

Maharishi, Ramana. *Be As You Are*. David Godman, org. Nova Delhi, Índia: Penguin Books India, 1992.

———. *Talks With Sri Ramana Maharshi*. Swami Ramanananda, trad. Tiruvannamalai. Índia: Sri Ramanasramam, 1984.

Miller, Dr. Light e Miller, Dr. Bryan. *Ayurveda and Aromatherapy*. Twin Lakes, WI: Lotus Press, 1995.

Morningstar, Amadea. *The Ayurvedic Cookbook*. Twin Lakes, WI: Lotus Press, 1990.

———. *Ayurvedic Cooking for Westerners*. Twin Lakes, WI: Lotus Press, 1994.

Nisargadatta, Maharaj. *Consciousness and the Absolute*. Durham, NC: Acorn Press, 1994.

———. *I Am That*. Bombay, Índia: Chetana Ltda, 1991.

———. *Prior to Consciousness*. Durham. NC: Acorn Press, 1985.

———. *Seeds of Consciousness*. Durham. NC: Acorn Press, 1990.

Poonja, Sri H. W. L. *Papaji*. David Godman, org. Boulder, CO: Avadhuta Foundation, 1993.

———. *The Truth Is*. San Anselmo, CA: Vidya Sagar Publications, 1995.

———. *Wake Up ad Roar*, vol. I e II. Kula, Maui, Havaí: Pacific Center Pub., 1992.

Ramanananda, Swami, trad. *Advaita Bodha Deepika*. Tiruvannamalai, Índia: Sri Ramanasramam, 1990.

———. trad. *Tripura Rahasya*. Tiruvannamalai, Índia: Sri Ramanasramam, 1989.

Ranade, Dr. Subhash e Frawley, David. *Ayurveda: Natures Medicine*. Twin Lakes, WI: Lotus Press, 2003.

Robbins, John. *Diet for a New America*. Walpole, NH: Stillpoint Publishing, 1987.

———. *Diet for a New World*. Nova York: Avon Books, 1992.

Rogers, Carol. *The Women's Guide to Herbal Medicine*. Londres: Hamish Hamilton, 1995.

Ros, Dr. Frank. *The Lost Secrets of Ayurvedic Acupuncture*. Twin Lakes, WI: Lotus Press, 1994.

Sachs, Melanie. *Ayurvedic Beauty Care*. Lotus Press, WI: Twin Lakes, 1994.

Sharma, Dr. Priya Vrat. *Sodasangahrdayam – Essentials of Ayurveda*. Nova Delhi, Índia: Motital Banarsidas Publishers, 1993.

Svoboda, Dr. Robert. *Ayurveda: Life, Health and Longevity*. Nova Delhi, Índia: Penguin Books India, 1993.

———. *Prakruti: Your Ayurvedic Constitution*. Twin Lakes, WI: Lotus Press, 1998.

Tierra, Michael. *Planetary Herbology*. Twin Lakes, WI: Lotus Press, 1988.

———. *The Way of Herbs*. Nova York: Pocket Books, 1998.

Tiwari, Maya. *Ayurveda: Secrets of Healing*. Twin Lakes, WI: Lotus Press, 1995.

Yoga Vasistha: The Supreme Yoga. vols. I e II. Trad. Swami Venkatesananda. Shivanandanagar, Uttar Pradesh, Índia: Divine Life Society, 1991.

Weed, Susun S. *Breast Cancer? Breast Health! The Wise Woman Way*. Woodstock, NY: Ash Tree Publishing, 1996.

———. *Menopausal Years: The Wise Woman Way*. Woodstock, NY: Ash Tree Publishing, 1992.

———. *Wise Woman Herbal for the Childbearing Years*. Woodstock, NY: Ash Tree Publishing, 1986.